O ser metamórfico e a revolução do autocuidado
(2ª edição)

Editora Appris Ltda.
2.ª Edição - Copyright© 2023 do autor
Direitos de Edição Reservados à Editora Appris Ltda.

Nenhuma parte desta obra poderá ser utilizada indevidamente, sem estar de acordo com a Lei nº 9.610/98. Se incorreções forem encontradas, serão de exclusiva responsabilidade de seus organizadores. Foi realizado o Depósito Legal na Fundação Biblioteca Nacional, de acordo com as Leis nos 10.994, de 14/12/2004, e 12.192, de 14/01/2010.

Catalogação na Fonte
Elaborado por: Josefina A. S. Guedes
Bibliotecária CRB 9/870

S771s
2023
	Sproesser, Antonio
	   O ser metamórfico e a revolução do autocuidado / Antonio Sproesser. – 2. ed. – Curitiba : Appris, 2023.
	   128 p. ; 23 cm.
	
	   ISBN 978-65-250-5047-8
	
	   1. Qualidade de vida. 2. Cuidados pessoais com a saúde. 3. Saúde mental. 4. Equilíbrio. I. Título. II. Série.
	
	                                                                                                                                         CDD – 158.1

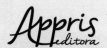

Editora e Livraria Appris Ltda.
Av. Manoel Ribas, 2265 – Mercês
Curitiba/PR – CEP: 80810-002
Tel. (41) 3156 - 4731
www.editoraappris.com.br

Printed in Brazil
Impresso no Brasil

Dr. Antonio Sproesser

O ser metamórfico e a revolução do autocuidado

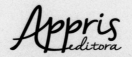

FICHA TÉCNICA

EDITORIAL
Augusto Coelho
Sara C. de Andrade Coelho

COMITÊ EDITORIAL
Marli Caetano
Andréa Barbosa Gouveia (UFPR)
Jacques de Lima Ferreira (UP)
Marilda Aparecida Behrens (PUCPR)
Ana El Achkar (UNIVERSO/RJ)
Conrado Moreira Mendes (PUC-MG)
Eliete Correia dos Santos (UEPB)
Fabiano Santos (UERJ/IESP)
Francinete Fernandes de Sousa (UEPB)
Francisco Carlos Duarte (PUCPR)
Francisco de Assis (Fiam-Faam, SP, Brasil)
Juliana Reichert Assunção Tonelli (UEL)
Maria Aparecida Barbosa (USP)
Maria Helena Zamora (PUC-Rio)
Maria Margarida de Andrade (Umack)
Roque Ismael da Costa Güllich (UFFS)
Toni Reis (UFPR)
Valdomiro de Oliveira (UFPR)
Valério Brusamolin (IFPR)

SUPERVISOR DA PRODUÇÃO
Renata Cristina Lopes Miccelli

REVISÃO
Cristiana Leal

PRODUÇÃO EDITORIAL
Daniela Nazario

DIAGRAMAÇÃO
Renata Cristina Lopes Miccelli

CAPA
Camile Sproesser

REVISÃO DE PROVA
William Rodrigues

Dedico a todas e a todos que queiram mudar o estilo de vida para atingir mais saúde e viver mais e melhor. Sem mudanças não conseguiremos chegar aos nossos ideais de vida. Como falo no livro, somos seres metamórficos com poder de autocuidado.

Boa leitura!

AGRADECIMENTOS

Este livro não seria possível sem a ajuda, o apoio e a dedicação de minha mulher e companheira, Alexandra Schirrmann Sproesser. Nesse caminho que trilhamos juntos, tem sido minha fonte inspiradora de vida. Sempre a meu lado, me dando forças. Exemplo de vida e generosidade, sempre atenta a tudo e a todos que nos cercam.

Obrigado pelos cuidados, pelo carinho, pela estima e amizade!

Sempre juntos no amor.

Tói.

PREFÁCIO

Vida com ou sem qualidade?

É claro que, de uma forma ou de outra, todos sobrevivemos. Porém, "ninguém quer a morte, só saúde e sorte... (pois a vida é) sempre desejada, por mais que seja errada!", disse o poeta Gonzaguinha. É óbvio que uns vivem com melhor qualidade de vida, outros com pior. No geral, trata-se de uma questão de escolha pessoal. Raramente a boa ou a má qualidade de vida nos é imposta por fatores externos. Ainda que tenhamos condições excelentes para ter uma boa qualidade, se nossa cabeça disser não, de nada adiantará. Portanto, ter boa qualidade de vida é decisão pessoal e intransferível.

Neste fantástico livro que o Dr. Antonio José Sproesser nos apresenta, temos magníficas sugestões para fazer essa escolha. Ele colocou aqui todo o profundo conhecimento que tem da medicina, sua longa experiência clínica "consertando" os malefícios das decisões erradas (de alguns infortúnios também) e seu entusiasmo pela atividade física. Ele próprio é um exímio atleta. Um *ironman*! Este é um excelente livro se você quiser analisar o status quo de seu estilo de vida, de sua saúde; se quiser tomar uma boa decisão a seu favor.

Em um conto, o grande escritor russo Tolstói diz que o paciente Ivan Illitsch, acometido de grave doença, ao receber a receita, lamenta que, com ela, não tenha vindo um pouco da saúde e satisfação de vida que seu médico esbanjava. Naquele instante, ele teve a consciência de que não tinha feito a sua parte.

Nos anos 1960, um dos grandes pensadores da Escola de Frankfurt, o filósofo Herbert Marcuse, no seu famoso livro *Eros e Civilização*, preconizou que havíamos chegado à era do Id. Orientados pelo instinto do prazer, deveríamos abdicar da ambição de produzir cada vez mais para nos dedicarmos a um novo estilo de viver. Ou seja, transpor a ditadura do Superego que nos faz escravos de obrigações para nos dedicarmos mais ao esporte, ao lazer e à cultura.

Em 2018, o pensador e filósofo Yuval Noah Hariri alertou-nos para uma situação catastrófica que se nos acerca: até 2030 o mundo terá bilhões de desempregados. Não haverá trabalho para todos, e seremos obrigados a construir novos paradigmas de vida. Para evitar uma vida sem sentido, deveríamos nos dedicar às atividades que fortalecem o espírito: educação, esporte, lazer, cultura e religião.

Essa nova estratégia de sobrevivência não apenas será uma saída da crise, como também trará à nossa existência uma boa qualidade de vida. Como sabemos, tais atividades integram o corpo e a mente, que, juntos, produzem a verdadeira saúde. Com ela, vem a alegria, a disposição, o prazer. A boa qualidade de vida nos conduz à felicidade, objetivo final de todos que querem desfrutar, com gratidão, dos enormes privilégios que a vida moderna nos oferece.

Na Índia existe um ditado que diz: "Um quarto de medicina e três quartos de sensatez, traz à vida lucidez". Já na Espanha costuma-se dizer que "ao doente nada ajuda que esteja deitado em uma cama de ouro".

Prof. Dr. Esdras Guerreiro Vasconcellos

Instituto de Psicologia/USP

APRESENTAÇÃO

Quando escrevi meu primeiro livro sobre saúde e qualidade de vida, lembro que, num dos capítulos iniciais, disse que nem a poliomielite adquirida na infância me afastaria das atividades físicas, pois estava me preparando para o Ironman da Austrália. Isso aconteceu em 2004, ano da publicação do livro, e eu contava com 52 anos de idade. Muita coisa aconteceu desde então. Não pude ir para a Austrália, pois, uma semana antes de embarcar, num treino leve de corrida na grama no Parque do Ibirapuera, pisei acidentalmente num buraco, e lá se foram alguns dos ligamentos do tornozelo. Você vai rir, correto? Mas chorei muito. De raiva. Coisa que acontece. Claro que, depois de muita reabilitação, voltei às competições. Quase 20 anos se passaram, e estou eu aqui escrevendo novamente um livro, em 2023, com 70 anos de idade. A coincidência é que de novo estou me preparando para uma prova de triatlo no vilarejo de Kona, em Big Island, no Havaí, em junho de 2024. Espero desta vez que nenhuma lesão me deixe fora e que eu largue com muita saúde e disposição. Por que estou escrevendo sobre esse assunto? Porque hoje estamos vendo a terceira idade participar muito ativamente de tudo. Muito tempo atrás, lembro que as inscrições para competições, como o triatlo e maratonas, eram feitas e divididas por faixa etária, e idades acima de 60 anos eram praticamente inexistentes. Hoje vemos homens e mulheres acima dos 80 anos participando em provas e terminando muito bem. Nas academias e em aulas de corrida, *spinning* e natação, as idades se misturam, e os cabelos brancos estão em todas. Não só no esporte, como também em todas as atividades. Vejam Paul McCartney que, aos 80 anos, participa ativamente de shows de rock. Seu colega Elton John, aos 76 anos, tem a agenda lotada. Dionne Warwick não fica para trás; aos 82 anos, faz turnês internacionais. Em minha família, dou também alguns exemplos. Meu sogro, Peter Schirrmann, tem 82 anos, vive em Hamburgo, na Alemanha, e diariamente pega o metrô e vai trabalhar em seu escritório, onde coordena com garras e dentes seu negócio. Minha sogra, Lourdes Schirrmann, aos 79 anos, cuida de toda a família, o que não é uma tarefa fácil, pois tem que se dividir entre Hamburgo, Guatemala, México, Espanha e Brasil. Meu cunhado, Sérgio Novas, aos 85 anos, é outro exemplo de dedicação; além de cuidar das tarefas da casa, caminha diariamente em seu condomínio sem moleza. Finalmente, meu pai deu muito trabalho para abandonar o volante. Aos 86 anos, queria pegar estrada e se sentia feliz e renovado após dirigir 650 Km de Maringá a São Paulo; não satisfeito, logo em seguida, brigava para lavar o carro na garagem. Vejam de onde eu venho.

Tudo isso para lembrar que estamos vivendo mais, nos adaptando melhor às pressões e ao meio ambiente. Por essa razão, somos considerados "seres metamórficos", ou seja, nos adaptamos e nos transformamos para viver mais e melhor. Isso requer cuidados e atenção especial. Atividade física, boa nutrição e muito equilíbrio emocional para manter a cabeça funcionando, com muita resiliência, e, principalmente, elos fraternos de amizade. Essa somatória de ações é o que denomino de "a revolução do autocuidado".

Daí o nome do livro: *O ser metamórfico e a revolução do autocuidado*.

Boa leitura!

SUMÁRIO

OBJETIVO DO LIVRO 15

A INFLUÊNCIA DA POLIOMIELITE EM MINHA VIDA 16

O INÍCIO DA ATIVIDADE FÍSICA EM MINHA VIDA 19

MINHA EXPERIÊNCIA COMO MÉDICO DE TRAUMA E UTI:
A PORTA PARA ESTE LIVRO 22

DEPOIMENTO DE UM DOS MAIORES ATLETAS DO SÉCULO:
MARK ALLEN 26

METAMORFOSE E SAÚDE 28

SAÚDE 35

DOENÇAS 38

SAÚDE MENTAL 49

ESTRESSE E RESILIÊNCIA 51

SONO 55

INTERAÇÕES 60

MEXA-SE! 64

MOTIVAÇÃO 67

ROTINA 71

ONDE? 75

NUTRIÇÃO 77

SUPLEMENTOS E VITAMINAS 88

LESÕES 97

MEDICINA ALTERNATIVA 116

PLANILHA 120

INCLUSÃO 122

RELACIONAMENTO 124

VIDA SEXUAL 126

OBJETIVO DO LIVRO

O objetivo deste livro é fazer com que você viva mais e melhor, com mais saúde. Deposito nele toda minha experiência e anos de atividade no campo da Medicina. Passei muito tempo de minha vida profissional trabalhando em Unidades de Trauma e Terapia Intensiva, aqui e no exterior, e, durante essa jornada, vivenciei muitos episódios que não necessitavam ter acontecido pelos principais coadjuvantes de cena: os pacientes. Aprendi muito com os erros cometidos por eles, principalmente pelos estilos de vida completamente fora do controle, e não precisa ser muito inteligente para saber que o corpo físico e mental sente e muito. Por essa razão, migrei de Medicina Crítica e Terapia Intensiva para a Medicina de Família e Medicina Preventiva, mais recentemente para a Medicina Integrativa, na qual os meios justificam os fins. As mudanças de estilo de vida, os ajustes diários no cotidiano com ações que geram estabilidade, saúde e felicidade, são integrados ao seu *modus operandi*, e dessas transformações surge essa nova denominação que uso, pela primeira vez, seres metamórficos.

Assim, este livro é um manual "antidoença", em que ideias, sugestões e conceitos farão você pensar mais em si e chamarão sua atenção para a maneira como cuida de sua saúde. Detalhes, como uma volta no quarteirão ou dez minutos de caminhada, fazem grande diferença no final de um ano. Somos muito imediatistas e queremos mudanças radicais para ontem. Nosso corpo e mente sofrem com essas radicalizações de comportamento. Vamos mudar? Sim, mas com calma e sem estresse. Vamos não só sedimentar um corpo saudável, mas também uma mente forte, com sentimentos de união, amor e comprometimento. Somos o que pensamos. Vamos nos preparar melhor para a vida e viver sempre melhor. Esse é o nosso princípio. Ao final de sua leitura, espero que tenha compreendido toda minha preocupação e os cuidados a serem tomados com você e por você, "a revolução do autocuidado". Você merece toda a felicidade e saúde. Venha comigo agora e entenda um pouco mais sobre esse comprometimento com a vida!

A INFLUÊNCIA DA POLIOMIELITE EM MINHA VIDA

Nasci como a grande maioria das pessoas: sem problemas. Hoje, como médico, analiso a situação vigente na época. Poucos medicamentos, vacinas ineficazes, exames complementares rudimentares. Nasci quando ocorreu a epidemia de poliomielite na Escandinávia e na Suécia, a qual ceifou milhares de vidas. O vírus da poliomielite entra na medula (responsável pela parte sensitiva e motora do corpo humano) e destrói parte dela. Dependendo da altura da lesão, pode afetar os músculos da respiração, dos braços e das pernas. Naquela época, inventou-se o pulmão de aço, dispositivo que, por pressão negativa, ventilava artificialmente os pulmões. Durante minha residência médica, no Hospital das Clínicas da Faculdade de Medicina da Universidade de São Paulo, cheguei a ver um desses funcionando no grupo de Paralisia Infantil (PI). Na década de 1950, a vacina então administrada era a Salk, substituída, anos mais tarde pela, Sabin (nome do médico que a desenvolveu), mais eficaz na prevenção da doença.

A pior forma de poliomielite é a bulbar. Sua sede é na parte nobre da medula, afetando os nervos que comandam a musculatura respiratória. Uma vez afetados, levam à paralisia desses músculos, com consequente morte por asfixia.

Enfermeiras, médicos e fisioterapeutas se revezavam para, na época, ventilar manualmente as crianças infectadas. Como mencionei anteriormente, milhares de vidas foram perdidas. Em meu caso específico, a doença afetou minha perna direita.

Estava eu com um 1 e meio de idade, já caminhando, quando tive um quadro febril persistente. Meu pediatra, Dr. Renato Woisky, diagnosticou uma infecção de garganta. Meu quadro clínico não melhorava. Depois de dois dias, minha mãe notou que eu estava caindo. Ela tentava me colocar em pé, e eu, com fraqueza nas pernas, caía. Imediatamente ela telefonou para meu pai, que na época lecionava no colégio Bandeirantes. Ele localizou meu pediatra na Escola Paulista de Medicina, onde trabalhava pela manhã. Após exame clínico, o médico pediu aos meus pais que me levassem, às 14 horas, em seu consultório particular. No horário agendado, lá estávamos nós. Após exame minucioso, o doutor disse em frases claras: "O caso é gravíssimo! Trata-se de paralisia infantil na perna direita". Meus pais se chocaram com a notícia. Dr. Renato continuou: "A chance desse menino é a Dr.ª Maria Eliza Bierrenbach Savói. Ela é especialista nesta área; se tiver alguma chance, é com ela". No dia seguinte, após uma noite sem dormir, meus pais e eu estávamos no consultório da médica. Ela examinou-me e confirmou o diagnóstico: "Poliomielite progressiva". Foi aí que meu pai fez a clássica pergunta: "Dr.ª Maria Eliza, há cura?". Ao que ela respondeu: "Um caso em mil!", como se quisesse dizer: "Meus amigos, esqueçam a cura, vamos mantê-lo vivo".

Lembro-me das compressas ferventes instaladas em minha perna 24 horas por dia, incansável e ininterruptamente. Minha mãe de dia, e meu pai à noite. Eram trocadas a cada meia hora. Fisioterapia com uma enfermeira alemã diariamente, e alguns remédios para relaxar a musculatura da perna afetada.

A essa altura de minha história, preciso mencionar a vida de fé e religiosidade de meu pai. Nascido em Monte-Mór, perto da cidade de Campinas, São Paulo, filho de agricultor rural, descendente de alemães vindos de Berlim, iniciou sua vida com mais 12 irmãos. Todos ajudavam na agricultura. As irmãs ajudavam a criar os irmãos menores. Levado a um seminário de Campinas para receber instrução, nele encontrou sua verdadeira doutrina de vida: a fé em Deus.

Foi um aluno brilhante. Aprendeu grego, latim, filosofia, teologia, chegou até o posto de prefeito maior do seminário. Aplicava-se em tudo e era considerado um iluminado. Seu dom era rezar a Santa Missa em lugares pobres, levando a palavra de Deus aos mais humildes. Foi assim que, um ano antes de receber o voto de sacerdote, por uma questão de teologia entre pecado subjetivo e objetivo, foi expulso do seminário. Suas ideias não eram bem aceitas. Indignado, lutou com todas as armas para permanecer no clero. Chegou a pedir ajuda aos decanos do arcebispado, mas todos seus anseios foram lhe negados. Triste com os caminhos que a vida escolheu, empreendeu então um novo destino: tornou-se professor de latim, grego e português. Foi um grande mestre, deu aula em colégios renomados, como Bandeirantes, Santo Alberto dos Padres Carmelitas, Rio Branco etc. Eu mesmo fui seu aluno. Não canso de falar que era austero, mas amigo. Aprendi muito com esse homem. Quando soube que eu estava com poliomielite, colocou-me nos braços e levou-me à igreja do Santíssimo Sacramento, onde ajoelhado ofereceu-me ao Divino Espírito Santo. Suas palavras foram: "Já que o Senhor tirou de mim o que eu mais queria, o sacerdócio, agora eu vos peço, não tire meu filho, por favor, me ajude!". Pediu como nunca havia pedido nada antes.

Voltei a andar depois de oito meses. Já participei de várias maratonas e provas de triatlo, e, sem dúvida, fui o número um entre os mil que a médica havia falado. Sou grato à fé de meus pais e à luz de Deus. Sou um verdadeiro milagre. Talvez essa passagem em minha vida seja a responsável pelo meu comprometimento com a Medicina e um adepto fervoroso do Juramento de Hipócrates.

O INÍCIO DA ATIVIDADE FÍSICA EM MINHA VIDA

Lembro que detestava as aulas de Educação Física no colégio. Como médico, até hoje, recebo pedidos de atestado para abonar as faltas dessa matéria. Acredito que você também já deve ter pedido algum.

Lutei judô na academia Yamazaki, fiz halterofilismo com o professor Tamer Schain, que adorava levantar a frente de seu Volkswagen na rua da academia para paquerar as meninas. Lutei capoeira com o professor Paulo Gomes, fiz Karatê na academia Ono e Jiu-Jitsu com a família Grace. Porém, minha tendência à obesidade, associada a uma compulsão por chocolate absurda, fazia com que meu peso estivesse sempre acima do desejado. Um dia, meu amigo José Joaquim Brilhante me convidou para correr no Parque Ibirapuera. Trotamos, trocamos umas ideias e, quando percebi, já estava participando de competições. Sem contar o treino diário, na hora do almoço, no mesmo parque com amigos do Clube do Meio Dia. Éramos oito corredores, todos com profissões e idades completamente diferentes. Na época, eu era chefe de uma UTI de um hospital renomado em São Paulo. Eu terminava a visita médica diária e ia feliz para o parque. Corríamos de 8 a 15 km diariamente. Chuva ou sol, inverno ou verão, nada e ninguém nos separava. O Piratininga, meu dentista e colega de primário, gostava de maratonas. O Guto, empresário do setor de construção civil, era carioca e sério corredor. O Gutierrez era o velhinho do grupo, mas o que puxava o time. Ninguém gostava de acompanhá-lo, pois ele corria para valer. O Kiko era triatleta, e devo a ele o primeiro empurrão. Tinha grande habilidade na corrida e natação. O Ivan era juiz de direito e corria muito bem. Sempre com gel no cabelo. O Januário corria fácil 20 Km sem se cansar. Começávamos juntos, mas, no final do percurso, sempre tinha um atrasado. Ele pegava o retardatário e corria também. O Mário, dentista, nos assustava com seu pitbull. O Zeca Ruivo era o mais socialite do grupo, conhecia todo mundo; fazia social e abusava de sua simpatia. O Marques era nosso filósofo; sempre vinha com algum pensamento profundo. Gostava das questões humanísticas.

Sempre havia "pegas", o Euclides com o Gutierrez, o Guto com o Piratininga, e assim éramos uma família de atletas que fazia a terapia do meio-dia. Eu era o médico do grupo, discutia hidratação, doenças, tratamento, e um aprendia com o outro, principalmente regras de respeito, autoestima e disciplina. Preciso citar a Soninha, a que deixava muito marmanjo distante, e a Lígia, que adorava as maratonas de Nova Iorque. Até casamento aconteceu no grupo. A Edna, grande corredora, casou-se com o Piratininga. A Marília, sempre paciente conosco, ouvindo sempre as nossas histórias. Enfim, cabe aqui um manancial de memórias extremamente importantes nessa fase que iniciei a corrida. Éramos, acima de tudo, leais com o esporte e conosco. Emagreci rapidamente com a corrida, meu tórax e meus braços afinaram muito. Senti necessidade de melhorar as medidas, foi aí que comecei a nadar para melhorar a força do tronco e braços e evitar as lesões da corrida. Tenho boa aptidão atlética, pois logo minhas distâncias na água começaram a aumentar. Em pouco mais de três meses, já nadava 3 mil metros. Nessa época, o Kiko ia fazer um triatlo e me falou da prova; afinal, eu já corria e nadava, só faltava pedalar. No dia seguinte, apareci no Parque Ibirapuera ao meio-dia, com minha Caloi 10 enferrujada e parcialmente destruída. Imaginem o que ouvi do grupo. Pedalei em volta do lago e confesso que achei meio desconfortável; não tinha domínio ao manejá-la, e o capacete me atrapalhava muito. Insisti, pedalei diariamente até me acostumar. Quando me dei conta, já nadava, pedalava e corria. Fui fisgado. Já participei de mais de uma centena de competições nacionais e internacionais. Visitei diversas cidades, e uma das formas de conhecer melhor o lugar é correndo ou pedalando.

Gostaria de citar uma passagem. Fiz um congresso médico em San Antônio, no Texas, Estados Unidos, e descobri que haveria um Triathlon olímpico numa cidade a 250 milhas de onde eu estava. Terminada a jornada médica, aluguei um carro e fui até Del Rio, esse é o nome do local. Inscrevi-me na prova, tomei uma bike emprestada do organizador da competição, fui ao supermercado comprar óleo para ferrugem e algumas peças, pois a bike estava na pior, e competi no dia seguinte, logo cedo, num lugar maravilhoso. O gostoso no que fazemos são as boas lembranças que ficam depois de um evento qualquer. Acredito que todo triatleta se lembra das provas que faz e não se arrepende, por pior que possa ter ido. Voltei rapidinho para San Antônio, quase perdendo o avião que me traria de volta a São Paulo. Cheguei com duas vitórias na mala: primeira, um conhecimento médico maior, adquirido no congresso americano, e a segunda, a sensação de cumprir metas e objetivos estabelecidos. Terminei o que comecei em Del Rio. A filosofia que aprendi na Medicina e no Triathlon é: terminar o que se inicia. Todo treino e tudo na vida têm um objetivo. Nos treinos somos educados a cumprir regras, distâncias. Nas competições estamos treinando o que aprendemos no dia a dia, ou seja, chegar até o fim.

Na vida o processo é muito semelhante.

Cumprir metas e objetivos colocados à nossa frente.

MINHA EXPERIÊNCIA COMO MÉDICO DE TRAUMA E UTI: A PORTA PARA ESTE LIVRO

Aqui divido alguns fatos e eventos reais que aconteceram comigo os quais acredito que, de alguma forma, tiveram grande influência na minha decisão de escrever este livro. A maioria deles com um ou mais fatores em comum: a falta de cuidado com a saúde física e mental, a preocupação exagerada com o externo, como se estivéssemos em pleno voo cego. A conta chega e às vezes da forma como descrevo a seguir, pois é a realidade de nossos tempos.

Ele era jovem; aos 46 anos, gerente de banco, deu entrada já em parada cardiorrespiratória no pronto-socorro. As manobras de reanimação foram iniciadas pela equipe de plantão: intubação orotraqueal, massagem cardíaca, desfibrilação elétrica (choques no peito) para reverter uma fibrilação ventricular (arritmia que não deixa o coração bater completamente). Colocado um cateter central (pequeno tubo de plástico que, por punção, é colocado em vaso sanguíneo de grande calibre) para administrar drogas com mais segurança. Como estava sendo difícil mantê-lo artificialmente vivo na emergência, foi encaminhado ao Centro de Terapia Intensiva, onde eu estava de plantão. Das hipóteses aventadas para tentar explicar seu quadro clínico, a que mais me chamava a atenção era a de infarto agudo do miocárdio. Seus colegas de trabalho chegaram ao hospital e, na sala de espera da UTI, contaram-me que ele tivera uma forte dor no peito, falta de ar e em seguida perda dos sentidos. O banco em que trabalhava passava por sérios problemas financeiros, e ele, como o gerente, era o primeiro da lista em termos de pressão. Estava 20 quilos acima do peso, fumava dois maços de cigarro por dia, alimentava-se mal e andava pouco nos finais de semana. Tomava calmantes para dormir à noite, era casado e tinha três filhos pequenos, o menor com 4 anos de idade. Pensei comigo: tenho que salvar esse rapaz. Quando voltei à UTI, o diagnóstico já estava feito: choque cardiogênico causado por infarto agudo do miocárdio. Teria que desobstruir rapidamente a artéria coronária que estava sendo responsável pela falta de irrigação sanguínea para aquela área nobre do coração. Pedi um cateterismo de urgência e que localizassem sua família. Levei-o pessoalmente à sala de cineangiocoronariografia, e lá pudemos constatar que a artéria comprometida era a descendente anterior, que estava 100% obstruída. Com técnicas avançadas, como a angioplastia (balão que dilata as artérias) e colocação de *Stent* (mola que abrindo no interior do vaso sanguíneo mantém o fluxo de sangue), pudemos reverter seu quadro clínico de choque. De volta à UTI, sua pressão arterial, que estava zero por zero, mesmo com drogas vasoativas (medicamentos que aumentam a pressão arterial), foi se normalizando. Seus rins voltaram a funcionar e, em 24 horas, estava respirando por si próprio (retiramos o suporte ventilatório).

Conversei muito com ele e ponderei que, se não mudasse radicalmente seu estilo de vida, poderia sofrer outro infarte, e aí sim seria fatal. Acompanhei-o como médico e amigo. Aconselhei-o até mudar de cidade, o que realizou mais tarde. Emagreceu 25 quilos, pedalava duas, corria e nadava. Alimentava-se várias vezes ao dia, parou de fumar, e sua vida sexual, que era um desastre, melhorou progressivamente. Ele teve que "morrer" para aprender a "viver". Quantos de nós, neste exato instante, estão morrendo sem saber. Ou pior, sabem, mas não se importam com as consequências para si próprio, para os filhos, para as parceiras, para a sociedade. Infelizmente já perdi inúmeras vidas. Minhas mãos já assinaram vários atestados de óbito que hoje acredito serem atestados de burrice, desamor e falta de autoestima. O caso descrito, se tivesse ocorrido numa zona rural ou se ele estivesse dormindo, não teria solução.

Outro caso que me fez parar para pensar em mudar comportamento e alterar qualidade de vida das pessoas é o que relato a seguir. Ele era um profissional liberal que havia perdido o emprego de 17 anos, sua mulher o havia trocado por outro e levado seus dois filhos; sua autoestima estava baixa. Chegou um dia ao apartamento já alcoolizado, tomou alguns comprimidos para dormir e, em vez de ir para o quarto, atirou-se do oitavo andar do edifício. Como morava em Pinheiros, foi levado ao pronto-socorro do Hospital das Clínicas da Faculdade de Medicina da Universidade de São Paulo. Lá nossa equipe iniciou a reanimação. Ele tinha fraturado todas as costelas, perfurado e lacerado os pulmões, tinha ferimentos graves no fígado, baço, bexiga, pâncreas, além de fratura de diversos ossos. Seu cérebro foi o menos afetado. Nossa equipe de trauma era uma das mais conceituadas do mundo. Digo isso com conhecimento de causa, pois já trabalhei em diversos centros de trauma, nos Estados Unidos e na Europa, e visitei alguns das Ásia. Tenho aqui que prestar homenagem a duas pessoas a quem devo parte de meu conhecimento na área de medicina intensiva (especialidade médica que cuida de doentes graves), Dr. Dário Birolini e Dr.ª Marisa Dagostino, por quem tenho grande admiração. Também a todos os pacientes dos quais cuidei com amor, dedicação e garra; aprendi muito com eles. Bem, voltando ao caso, após vários procedimentos cirúrgicos, traqueostomia, nutrição parenteral, drenagem de abscessos aqui e acolá, mudança de antibióticos, fisioterapia, o paciente melhorou e venceu todas as barreiras. Quando iniciamos o processo de desmame da máquina de ventilação, e ele aprendia a falar novamente, suas primeiras palavras foram "estou vivo?". Não vendo saída para seus problemas, a mais fácil foi livrar-se deles e de si próprio. Acredito que esse não é um caso único; o desespero, a falta de autoestima, a depressão, todos juntos fazem com que o chão desapareça de nossos pés. Imagine nesses meus 40 anos de medicina intensiva o quanto não vi, aprendi e mudei. Vivenciei situações, no Brasil e no exterior, as quais me fazem concluir que o sofrimento é universal, sem idiomas, sem preconceitos, sem protocolos. A sala de espera de uma UTI é onde se presencia o renascimento e a morte. Você vê pessoas se abraçando de felicidade, com uma notícia boa, e pessoas se desesperando, quebrando tudo em volta e se revoltando contra Deus, quando a notícia é ruim. Assim, com muita propriedade, pensei em fazer com que as pessoas não cheguem ao extremo da curva. Mudar comportamento, alterar o dia a dia, incorporar bons princípios, ser livre de preconceitos e, principalmente, ser feliz com a vida que possui, essa é a minha grande mensagem. Finalmente, o último caso que gostaria de lembrar é o de um paciente obeso que foi submetido a uma cirurgia para emagrecimento. Ele foi admitido na nossa UTI em choque séptico (infecção generalizada com pressão arterial zero por zero, causada por bactérias na corrente sanguínea) e disfunção múltipla de órgãos (quando todos os órgãos, coração, pulmão, rins, cérebro, sistema de coagulação, entram em exaustão, não conseguido desenvolver as atividades apropriadas). Esse paciente era jovem, tinha família e filhos pequenos. Permaneceu conosco por mais de trinta dias. Foi operado várias vezes por uma equipe cirúrgica de muita experiência. Não conseguimos reverter seu processo infeccioso, e ele acabou morrendo em nossas mãos. Presenciava diariamente o sofrimento de seu pai, sua mãe e sua mulher, que sempre me diziam: "ele estava muito acima do peso, tinha pleno conhecimento de seu mísero estado de saúde e não fazia nada para se tratar". Quantas vezes eu ouvi essas palavras, que vêm de encontro a este livro.

Temos obrigação de cuidar de nosso corpo e de nossa mente. Nosso corpo é o único presente que ganhamos de Deus. Temos certeza de que todos vamos morrer um dia, mas também temos certeza de que, se não cuidarmos apropriadamente dessa máquina perfeita que nos leva a todas as partes, que aproveita a vida, que ama, que chora, que ri, que faz parte integrante da sociedade, do universo, se nós não cuidarmos apropriadamente dela, nosso sofrimento será muito grande. Com esses pequenos exemplos que dei, quis fazer com que você ficasse consciente das coisas que acontecem um pouco fora de seu mundo. Conscientize-se de que cuidar de si próprio não é uma obrigação, é uma necessidade. Agora me acompanhe nessa jornada, e vamos entender juntos de que maneira a atividade física pode nos ajudar no dia a dia.

DEPOIMENTO DE UM DOS MAIORES ATLETAS DO SÉCULO: MARK ALLEN

Em janeiro de 1997, recebi uma das maiores lições da minha vida. Dois meses antes, eu havia acabado de completar 15 anos de carreira como triatleta profissional. Durante aqueles anos, era minha responsabilidade ficar o mais em forma possível na esperança de vencer o maior evento esportivo de um dia do mundo, o Ironman Triathlon no Havaí. Fazer os exercícios para atingir esse objetivo foi relativamente fácil; não precisei espremer meu treinamento em torno de um trabalho das 9h às 17h no escritório. Eu tinha o dia todo, todos os dias, para me dedicar à minha busca pela excelência esportiva. Até os anos finais da minha carreira, eu nem tinha as responsabilidades de tempo que vêm com a criação de um filho.

Durante esses anos em que o exercício era meu trabalho, eu tinha como certo que a boa saúde era algo muito evasivo, a menos que alguém fizesse um esforço consciente para promovê-la. Porém, depois da minha corrida final, mudei minhas responsabilidades de malhar para trabalhar em ideias de negócios para o meu futuro. Eu não precisava mais nadar, andar de bicicleta ou correr para ter sucesso. Desisti de fazer qualquer tipo de treinamento como ofício para desenvolver o "fitness" do meu negócio. Após dois meses desse regime, engordei cinco quilos e posso dizer que não era músculo. Em apenas seis semanas, passei do nível mais alto de condicionamento físico, que jamais terei em minha vida novamente, para estar cinco quilos acima do peso. Isso pode não parecer um grande ganho para algumas pessoas, mas para mim representou uma variação de peso dez vezes maior do que já experimentei durante meus anos de corrida. Lá estava eu, seis vezes campeão mundial de Ironman Triathlon, fazendo exatamente o que a maioria do mundo moderno faz: ficando muito tempo sentado, estressado, comendo porções não saudáveis de comida e não se exercitando. Felizmente, inverti a tendência ali mesmo. Comecei a comer com os olhos de quem precisa ser guiado pela moderação e pelo equilíbrio, e não pelos olhos de um voraz atleta de resistência que pode comer de tudo. Voltei a treinar diariamente em um nível que seria considerado bem dentro dos intervalos normais, em vez dos longos dias de treinamento de seis a oito horas necessários para vencer um Ironman. Dei à minha vida profissional um faturamento mais igual ao resto da minha vida, em vez de colocá-la acima de todas as outras prioridades.

Os resultados foram simples, mas profundos. O peso foi diminuindo gradativamente, meu nível de estresse caiu e comecei a realmente ansiar por trabalhar e malhar. Adotei um estilo de vida que poderia ser considerado de bem-estar sustentado. Desde então, tenho estado mais sintonizado com os desafios que todos enfrentamos para entender e viver o básico para nos mantermos saudáveis, felizes e equilibrados o suficiente para lidar com o estresse inevitável que a vida pode colocar em nosso caminho.

Este livro dá a você o básico e pode ajudá-lo a colocar sua vida de volta nos trilhos para fazer o que for preciso, não apenas para viver uma vida longa, mas para vivê-la com prazer e gratidão.

Espero que você goste!

Mark Allen

Seis vezes campeão mundial do Ironman do Havaí.

METAMORFOSE E SAÚDE

Esse é um fator que tem despertado grande interesse e enorme divulgação na mídia escrita e falada, com presença maciça em artigos de revistas, jornais, rádio e televisão. Todos estão muito interessados em desfrutar melhor os momentos da vida, e essa consideração tem sido peça fundamental para nossa subsistência.

Nosso foco atual de preocupações é "sobreviver" às pressões e aos desafios que nos são impostos diariamente. Logo, o "viver bem" passou a ser visto como um oásis cada vez mais distante. As promessas mirabolantes feitas por aqueles que nos governam deixam a nítida sensação de que cada vez mais estamos longe do ideal, pois a educação, a saúde, o transporte e a moradia, considerados necessidades básicas de sobrevivência, estão em patamares sub-humanos, como nunca visto antes. O ser humano tem direito a andar na rua com tranquilidade, morar em instalações que garantam seu bem-estar, locomover-se em transportes públicos accessíveis, sem ter de preocupar-se em ficar engarrafado no trânsito, sendo alvo de assaltos e sequestros, ser atendido em hospitais e ambulatórios médicos com a certeza de que exames, cirurgia e internações serão realizados eficazmente e em tempo hábil. Trabalhei durante muitos anos no pronto-socorro de um dos hospitais mais procurados da América Latina. A carência de material básico, como luvas cirúrgicas, antibióticos e sondas, beirava o ridículo. Recebi, numa ocasião, a visita de um colega cirurgião americano e o levei para conhecer a UTI do pronto-socorro. Seu comentário foi: "isso é pior que a guerra do Vietnam". Fazíamos verdadeiros milagres. Desde que me entendo por gente, nunca vi o serviço público melhorar. Triste constatação. Não podemos ser hipócritas no sentido de fechar os olhos para a realidade e verdade das coisas. Como poderia eu em sã consciência pedir a todos para viverem melhor e felizes se o centro das atenções, que somos nós, está sobrevivendo, e não vivendo o que merece. Para isso, temos que analisar a realidade de cada um e, dentro de "cada possibilidade", extrair o possível; desse possível torná-lo melhor. Aí sim. Você pode transformar sua realidade de vida em "melhoria da realidade de vida" ou melhoria na "qualidade de vida".

A maioria das pessoas busca uma maneira fácil, barata e eficiente de viver, não poupando sacrifícios para ir ao encontro daquilo que lhes faz bem e traz felicidade. A mentalidade atual incrementa a ideia do "aqui e agora", sem dar muito valor ao que era dito e propagado nas gerações anteriores, o "poupar e se resguardar para o dia de amanhã". É incrível como observo essa posição em meu consultório. Geralmente, quando os pais trazem os filhos para discutirmos qualquer problema, a retórica é a mesma: "Doutor, eles agem como se fosse hoje o último dia de suas vidas". Reflito e devolvo a pergunta: "E se realmente for". Analise esse fato comigo; e se, por acaso, você hoje receber uma notícia que acabou tudo; que sua vida termina amanhã, "sem choro nem vela"; que as horas estão chegando, e terá que encerrar as atividades desse corpinho que talvez você nunca tenha reparado de maneira mais carinhosa. Seus filhos estão na escola, seu parceiro ou sua parceira está trabalhando, e sei lá mais o quê. Cada um bem focado no papel que sabe fazer, pois só temos um ou dois papéis a cumprir. Uns poderão pensar: "Nossa, não fiz o supermercado de casa e sem mim como farão para sobreviver". Outros podem referir: "Não fiz a viagem de meus sonhos, pois a meta de minha indústria está para ser cumprida". Contudo, a minoria certamente afirmará: "Vou em paz, pois todos os meus dias são repletos de obras bem trabalhadas, erros que podem virar acertos; estou feliz em ter cuidado bem de meu corpo, mente e espírito e de ter dado atenção a tudo e a todos que de mim se aproximaram. Desempenhei vários papéis e, em cada um, procurei dar o melhor de mim, para minha estabilidade emocional e felicidade coletiva, gerando equilíbrio e paz no meu ser e nas coisas e pessoas que me cercam no Universo".

Viver bem o hoje, aproveitar ao máximo suas ações, as mais insignificantes que sejam, como parar e observar uma criança empinando uma pipa e, de repente, perguntar se pode fazer um pouquinho. Quem já empinou pipa sabe como é gostoso sentir a força do vento levando para o alto aquele pedacinho de papel. Quantas ilusões já tive, quantas saudades já senti, quantos mundos construí empinando pipas. Acho que nos taxariam de loucos se parássemos uma reunião acirrada, daquelas que nada dá certo, um querendo matar o outro, e em comum surge a ideia de empinar uma pipa. Que me perdoem os colegas psiquiatras, mas que terapia barata, hein! Nas pequenas coisas é que achamos e apreciamos grandes momentos. Ponha flores hoje em sua casa, nem que sejam aquelas que você pegou ou roubou do jardim e saiu correndo (quem não fez isso deveria tentar, mesmo que já tenha passado dos 90 anos). Cuide delas com carinho, por favor, pois lhe trarão alegria quando estiver triste e deprimido, e dividirão com você momentos de grande alegria. Por falar nisso, comemore todos os dias alguma coisa, nem que seja a vitória do time adversário.

É muito pobre comemorar o aniversário uma vez por ano, a entrada do filho na faculdade ou o nascimento da filha tão esperada. Saiba que, nesse exato instante, uma centena de milhares de pessoas como você estão recebendo a notícia de que têm doença terminal e que as chances não dependem mais delas. Que comemoração você faria agora e com quem? Por favor, aprenda hoje, e de uma vez por todas, a ser e "estar feliz". Muitas pessoas são felizes, mas nunca estão felizes. Durante uma consulta médica, sempre pergunto sobre o nível de felicidade das pessoas, e a resposta vez por outra é: "sim sou feliz sempre, mas não demonstro". Que loucura, as pessoas não podem ou não sabem mais exteriorizar os sentimentos mais puros encontrados no ser humano. Acredito que, pela profissão que escolhi, e dentro de uma das especialidades que vivenciei por mais de 20 anos de minha vida acadêmica, que foi trabalhar em UTI, me lembro, como se fosse hoje, das várias ocasiões que tive de me direcionar aos pais de jovens com morte cerebral e dizer que nada mais poderia ser feito. O semblante da morte é universal e irreversível. Nesse momento de dor e sentimento de perda absoluta, você começa a questionar "os valores que são entregues e quais serão reconquistados".

Olhe agora a seu redor e veja quanta luta tivemos que travar, quanto estudo foi necessário e quanto tempo de evolução foi gasto para chegar aonde chegamos. Quantas vezes o Homem teve que nascer, viver, aprender e morrer para que hoje, finalmente, num simples movimento, possamos acender a luz de casa, ou tomar um antibiótico para combater uma infecção, ou mesmo engatar uma marcha para sairmos de carro. Sem contar a comida que chega à nossa boca vinda do campo e as vidas biológicas que se entregam a nós para mantermos nossa sobrevivência. Qual sua resposta para isso? Qual seu posicionamento perante a humanidade? Que legado você deixará? Será que é matéria, como casas, apartamentos, carros, dinheiro? Ou exemplos de dignidade, altivez, de como enfrentar o mundo de olhos bem abertos, mas oferecendo seu amor para amenizar a dor da luta sangrenta. São os valores individuais os que jamais serão apagados pelo tempo. Como ressaltei anteriormente, mesmo que seus atos e suas atitudes sejam humildes e pequenos, aos olhares da Humanidade e do Universo, representam uma enorme soma de valores, sobrepujando a riqueza dos poderosos. O que sempre trará qualidade de vida a você e aos seus descendentes é o que você "é", e não o que você "tem". Os indivíduos que "têm" muita coisa são os que menos são para si próprios. Sempre estão rodeados de amigos e pessoas que talvez nem saibam seu nome completo. Na hora da perda, poucos oferecerão ajuda.

"Aprenda e tente viver bem e feliz com o suficiente". Não necessitamos de muita coisa para viver, há pessoas que não conhecem o básico, só o sobrenadante, o excesso, escondendo sua verdade e essência atrás do brilho dos diamantes que nelas perdem até a beleza. Por falar em "verdade", não devemos confundi-la com realidade. Embora pareçam sinônimas, cabe aqui diferenciá-las.

"Admitir a verdade, e não a realidade, é uma grande virtude". A realidade pode ser falsa e ilusória; cada um pode criar a realidade que quiser. Ela pode ser múltipla inclusive. Já a verdade é única, clara, de difícil aceitação inclusive. Vivemos escondendo a verdade até de nossos pensamentos mais realistas. As pessoas procuram segurança na realidade, mas a verdadeira segurança se encontra na verdade. Precisamos da verdade, mas nossos pensamentos estão sempre ocupados com a realidade. A verdade está além da realidade. Esta pode estar incluída na verdade, não vice-versa. Aprendi essa diferença lendo e estudando o filósofo, físico e cientista americano David Bohm. Extraí ensinamentos do colóquio realizado entre ele e o líder espiritual indiano Krishnamurti. Aconselho a leitura.

Em seguida discutirei as nove áreas pertencentes a três domínios importantes para dimensionar nossa felicidade, metamorfose e saúde.

Os domínios em destaque são: o Ser, o Pertencer e o Participar.

O SER

Significa a "PESSOA" que você é.

Esse domínio pode ser desmembrado em três entidades, a saber: o físico ou fisiológico, o psicológico e o espiritual.

Físico ou fisiológico: corpo e saúde são os elementos principais a serem analisados. Considere aspectos fundamentais a nutrição, a higiene pessoal, a aparência, a atividade física e a prática de sexo seguro.

Psicológico: aqui os pensamentos e afetos são considerados. Reflita sobre sua saúde mental e a "qualidade de relacionamento"; incentive e amadureça a autoaceitação; a satisfação consigo, a ausência de estresse e a organização de ideias para não sobrecarregar a mente.

Espiritual: existência de crenças e valores individuais, sabendo diferenciar e acreditar no bom e ruim, no certo e errado; padrões próprios e intransferíveis, como meta de vida. Crença no espírito, independentemente da religião. Sentimento de esperança com objetivos e metas, agindo de maneira altruísta, celebrando eventos especiais que possam levar grande significado para sua vida.

O PERTENCER

Significa o modo como você se relaciona com suas coisas materiais, propriedades, e com as pessoas de maneira geral.

Pode também ser desmembrado em três entidades: o físico, o social e o comunitário.

Físico: denota a habitação usada para morar, o lugar onde cada indivíduo passa a maior parte do tempo, como cada um se adapta aos aspectos físicos de seu habitat ou lugar onde vive; o país, a cidade, o bairro e a vizinhança onde mora; as posses materiais; a privacidade no dia a dia; o nível de segurança.

Social: envolve o relacionamento que os indivíduos têm com outros, como marido-mulher, pais e filhos e membros de uma família em geral. Inclui também o vínculo com amigos e outros cujo relacionamento seja casual, bem como a participação em grupos sociais e grupos de interesse cultural.

Comunitário: acesso à educação pública ou privada, prazer no emprego, favorecimento por serviços médicos seguros e eficazes, possibilidade de usufruir os serviços sociais, administrativos e financeiros para o crescimento individual e familiar, acesso participativo a eventos comunitários.

O PARTICIPAR

Denota aquilo que faz que define "você".

As três principais características aqui representadas são: o aspecto diário, o passatempo e o crescimento interior.

Diário: ir à escola como hábito incorporado à vida, trabalho voluntário como parte fundamental de seu compromisso, trabalho pago como forma de recompensa pelo serviço realizado, ajudar outras pessoas a realizar tarefas e cuidar de animais.

Passatempo: passear em parques, visitar amigos, ler, assistir à TV, ter um hobby, ir ao cinema e teatro, fazer esportes ou atividades recreacionais, tirar férias, viajar.

Crescimento interior: ajustar o cotidiano às mudanças impostas pela vida, aprender coisas novas, melhorar e manter habilidades, resolver problemas, tentar novas atividades e incentivar a criação de novas ideias.

Cada item descrito anteriormente tem um significado muito especial na determinação da vida de cada um de nós. Imagine uma situação quase perfeita em que seu corpo está forte e saudável. Você pratica esportes frequentemente, e sua vida sexual é ativa e segura. Sua saúde psíquica está equilibrada, com uma autoestima bem desenvolvida. Suas crenças o satisfazem, e seus valores individuais são intocáveis. Você reside no país de que gosta e que admira; sua cidade e seu bairro preenchem todos seus requisitos, e sua vizinhança é meiga e discreta. Sua casa é confortável e o acolhe sempre muito bem; o prazer em nela ficar supera a vontade de procurar outros locais para fuga. Seus bens são suficientes para a manutenção da vida, e seu relacionamento com familiares, amigos e pessoas em geral é recompensador. Pertence a um grupo cultural e nele pode expressar-se. Educação, saúde, transporte e cultura são itens bem equacionados, e sua satisfação o impulsiona a desenvolver trabalhos voluntários. Sempre que possível tira férias com a família, frequenta cinema e teatro como distração e programa cultural. No momento está aprendendo uma língua estrangeira e, como sempre quis jogar xadrez, aprende as regras básicas agora, com sua parceira.

Quem lê esse perfil de vida, pensa que é um sonho longe de ser conquistado, mas na verdade, se pensarmos e analisarmos que podemos em nosso dia a dia evoluir e construir estrategicamente situações para nosso bem-estar, o sonho começa a se tornar realidade. No livro *What should I do about my life*, o autor viaja aos mais distantes lugares para entrevistar pessoas que resolveram de repente mudar o curso de suas vidas, buscando uma melhor qualidade de vida. As raízes que nos prendem, imobilizando-nos ao padrão, ao usual, ao cotidiano, não nos deixam voar e soltar nossos mais desejados sonhos que poderiam tornar-se realidade. A insegurança e o medo são os inimigos de nossas metas. Analiso que as pessoas que não conseguem alcançar objetivos e metas têm sempre em comum a inibição, a fraqueza e o medo de iniciar algo novo. "Um projeto de vida requer sabedoria para organizá-lo, audácia para colocá-lo em prática e paciência para obter resultados". Muitas vezes reclamamos do trânsito, do barulho, do alto preço das coisas, mas no fundo quem faz as escolhas somos nós. Somos nós que escolhemos viver em cidades grandes, frequentar lugares caros e, muitas vezes, até ficar doentes. Quer traçar um plano para viver melhor? Muito bem, pergunte-se a respeito dos nove itens citados anteriormente: quanto de importância dou a esse item em minha vida? Quanto me preocupo sobre isso? Quanto estou satisfeito com essa parte de minha vida? E, finalmente, quanto estou feliz com esse aspecto de minha vida?

Responda honestamente a cada um deles. Tente, a partir daí, traçar um plano de ação.

Podemos apresentar um comportamento bem estruturado, uma ótima qualidade vida, mas dependemos de uma condição única para colocar em prática os dois preceitos citados. Estou me referindo à "saúde".

SAÚDE

Antigamente o físico era considerado o foco principal de todas as atenções e estudos; tanto que a definição de saúde na época era: "ausência de doença", em outras palavras, "o oposto da doença".

Com o passar do tempo, viu-se que o ser humano era vítima de suas próprias armadilhas, de seu próprio descontrole diante de circunstâncias cotidianas. Não lidava bem com os novos avanços da civilização, gerando desconforto e desequilíbrio físico e mental. Com essa nova situação, passou-se a considerar o indivíduo como um todo, holisticamente. O corpo humano passou para segundo plano. Novas descobertas na área da saúde mental abriram portas para esclarecer os elos entre corpo e mente. O Homem passou a ser visto não somente pelo seu estado orgânico, mas também pelo que pensava, agia e executava. Ao mesmo tempo, as relações interpessoais se ampliaram, a comunicação ganhou terreno, como forma rápida e promissora de novos empreendimentos, e o indivíduo sentiu necessidade de se relacionar e exprimir seus anseios na comunidade em que vive. Por isso, em 1946, a Organização Mundial de Saúde (OMS) decidiu introduzir um novo conceito de saúde, visto que o antigo já não preenchia os requisitos básicos para suprir todos os detalhes ou necessidades do significado de saúde. Assim, a saúde passou a ser definida como um "estado de completo bem-estar físico, mental e social". A partir daí, estudiosos em filosofia, medicina e sociologia, passaram a definir saúde de maneiras pouco diversa, colocando o corpo físico cada vez mais distante, como Wylie, em 1970: "Saúde é a adaptação perfeita e continuada do organismo ao seu ambiente" e "Saúde é a base da boa disposição física e intelectual, da produtividade, do sucesso social e econômico e da capacidade energética para o domínio de imensas áreas e consequente excelência da atuação individual".

Vejam que as definições começam a pulverizar situações não só de caráter físico e emocional, mas também de atuação e produtividade. Gostaria de passar a você a definição de saúde que Milton Terris, Marc Lalonde e Saleras Sanmartí levaram o médico português Antonio César Reis-Morais a descrever: "Saúde é o mais alto nível de bem-estar, capacidade funcional e de intervenção conseguido por cada um de nós e pela comunidade, valorizando ao máximo nossas próprias potencialidades e enfrentando nossas limitações e condicionamentos pessoais (psicológicos e biológicos) e limitações e condicionamentos ambientais (comunitários e ecológicos) do ecossistema que nos rodeia".

O meio ambiente aparece nas definições mais atuais como fator de grande importância. Em virtude dessas novas imagens e conceitos, novamente OMS viu-se obrigada a ampliar as considerações sobre a saúde e passou a defini-la como "a condição em que o indivíduo é capaz de realizar suas aspirações, satisfazer suas necessidades, mudar ou enfrentar o ambiente".

A saúde ambiental vem sendo muito estudada, e seu impacto na determinação de estado de saúde é muito relevante. Para termos uma noção desse reflexo, um estudo da OMS sobre saúde ambiental revela que 80% de todas as doenças nos países do terceiro mundo são provenientes de água contaminada. Estudo do Stockholm Environment Institute comprova que os principais problemas em relação ao habitat são consequência de qualidade da água, de problemas sanitários e da contaminação do ar. Pelos dados da OMS, dos 70 países estudados em relação à saúde ambiental, somente 23 possuíam moradia adequada para 75% da população; e, em 17 países, menos da metade da população urbana apresentava moradia adequada.

Pelo que relatei até aqui, a noção de saúde se alargou nos últimos anos, sendo considerada não só pelo estado em que o físico e a mente se encontram, mas também pelo aspecto social, espiritual e ambiental. Dessa forma, menciono a seguir os principais elementos formadores do conceito atual de saúde.

Físico: corpo humano sem lesões orgânicas, funcionamento sistêmico perfeito, capaz de gerar trabalho e executar tarefas.

Mental: força de caráter, capacidade de lidar com emoções conflitantes, capacidade de sentir prazer sem conflitos e capacidade de amar (Melanie Klein).

Ambiental: manter a ordem urbana e rural com o meio ambiente.

Social: saber interagir e se comunicar com a sociedade.

Espiritual: viver em alegria e paz, com esperança de alcançar objetivos. Preservar valores individuais.

Para obter saúde plena e completa, teremos que nos adaptar e criar estilos de vida, para fazer com que a vida seja realmente saudável, sabendo administrar as pressões do dia a dia. Para isso, no capítulo a seguir, discutirei sobre o estresse e sua tolerância, ou seja, a resiliência.

A mensagem que gostaria de passar, após discutir os elementos que formam nossa qualidade de vida e interferem nela, é que as coisas dependem muito de você para serem realizadas.

O comportamento humano vem sendo estudado há centenas de anos, e as alterações que podem ser ensaiadas e executadas são factíveis. O mesmo ocorre em relação à qualidade de vida. Escolhemos direções, facilitamos ou dificultamos novos empreendimentos; as raízes que nos prendem podem ser talhadas e vagarosamente subtraídas para alcançarmos novos horizontes. Finalmente, a saúde pode ser cuidada da melhor forma possível, dependendo de sua autoestima e vontade de viver bem, durante muitos e muitos anos. A longevidade está batendo à sua porta. O estresse existe e continuará existindo. Precisamos nos adaptar melhor a ele, usar a resiliência para nos safar de seus tentáculos.

Tome a decisão de gostar mais de você e cuidar do que é seu. Nos próximos capítulos, caminharemos juntos. Tentarei fazer você entender que mudanças boas podem ocorrer ao longo de sua vida.

DOENÇAS

Já está mais do que comprovado que algumas doenças, tanto físicas como psíquicas, podem ser prevenidas com a alteração do estilo de vida, por exemplo, obesidade, diabetes, doenças cardiocirculatórias, depressão, ansiedade, pânico, fibromialgia e dores crônicas. Essas são condições são potencialmente preveníveis.

A obesidade já é considerada uma epidemia. Ela é um fator desencadeante de outras doenças, como diabetes tipo II, hipertensão arterial e uma série de enfermidades do aparelho cardiocirculatório e metabólico. Um programa bem elaborado de estilo de vida, com base numa dieta apropriada e individualizada, associado à atividade física para promover a queima de calorias, constitui num dos principais pilares para baixar o peso, promover a normalização da pressão arterial e, consequentemente, quebrar o elo com outras enfermidades crônicas, como depressão, ansiedade, fibromialgia e dor crônica. O papel da medicina integrativa é manter um olhar holístico do ser humano, levando em consideração todos as características individuais, todos os itens que fazem parte do cotidiano para então empregar métodos e conhecimentos voltados à cicatrização de problemas do corpo e da mente. O objetivo da medicina preventiva é promover mudanças no estilo de vida e acompanhamento médico, por meio de exames de rotina, para a prevenção de doenças. Ambas as ferramentas podem gerar saúde e qualidade de vida. Esse é nosso foco. Integrar e prevenir.

Conheça agora algumas doenças crônicas ligadas ao sedentarismo que podemos evitar ou tratar usando as ferramentas citadas anteriormente.

Obesidade

A obesidade está sendo considerada uma epidemia mundial. Calcula-se que no Brasil o excesso de peso já é responsável por 60.3% da população adulta. Como mencionado, ela provoca e acelera o desenvolvimento de doenças e tem como causas principais problemas genéticos, metabólicos, ambientais e hormonais. Pode-se empregar o Índice de Massa Corpórea (IMC) para uma avaliação clínica e nutricional. Esse índice é obtido dividindo-se o peso em kg pela altura em metros, ao quadrado. O valor considerado normal é entre 18,5 e 24,9; entre 25 e 30 é sobrepeso; de 30 a 35, obesidade tipo 1; de 35 a 40 obesidade tipo 2; e acima de 40, obesidade tipo 3 ou mórbida. Um IMC abaixo de 18,5 é considerado baixo peso. Um exemplo: uma paciente tem 72 quilos e mede 1,65 metros, ou seja, 72/1,65x1,65= 72/2,72= 26,4. Ela está com sobrepeso. Existem outras maneiras de se avaliar a composição corporal, como a bioimpedância e o DEXA (Raio X de dupla energia), o qual avalia com mais segurança valores de porcentagem de gordura, massa magra e densitometria óssea.

A obesidade atualmente é encarada como uma doença inflamatória, pois pode desencadear outras enfermidades, como diabetes, hipertensão arterial, aumento das gorduras no sangue, doenças cardiocirculatórias, tromboses. A importância em tratar quem está acima do peso reside no fato de que deve ser um tratamento multidisciplinar, isto é, começando pelo componente emocional com suporte psicoterápico. A ansiedade, a depressão e a compulsão são condições muito frequentes e caminham juntas. Por isso, deve-se observar todas as comorbidades individualmente e traçar um plano terapêutico ideal, considerando todas as formas de tratamento, inclusive a indicação de cirurgia bariátrica, que atualmente apesenta técnicas menos invasivas e menos agressivas.

Não existe uma fórmula mágica para o tratamento da obesidade.

Diabetes tipo 2, ou do adulto

Diabetes é causada pela não produção ou pelo uso inapropriado da insulina pelo organismo. A insulina é um hormônio liberado pelo pâncreas, que transforma a glicose, o amido e outros compostos nutricionais em energia necessária para a vida. A causa do diabetes está ligada a fatores genéticos, ambientais e ao estilo de vida, como obesidade, sedentarismo e dieta rica em carboidratos. Nos Estados Unidos, atualmente, existem cerca de 37,3 milhões de pessoas com diabetes, aproximadamente 11.3% da população. No Brasil esse número chega a 16,8 milhões e é considerado o quinto país com o maior número de diabéticos, ficando atrás da China, Índia, dos Estados Unidos e do Paquistão. Uma pessoa com o nível de glicose sanguínea em 126 mg/dl, ou acima, tem diabetes. Existem dois tipos da doença, o tipo 1, ou juvenil, e o tipo 2, ou do adulto. O tipo 1 resulta numa falha de produção da insulina pelo pâncreas e é considerado uma doença autoimune, pois existe a produção de autoanticorpos, geralmente na primeira infância, que agem contra o pâncreas, glândula que produz a insulina.

Já no tipo 2, o pâncreas produz insulina, mas ela não funciona direito. As células de gordura em excesso distribuídas no organismo, principalmente a gordura visceral localizada no abdômen (a famosa barriga de cerveja), produzem substâncias que dificultam a ação da insulina. É o que chamamos de resistência aumentada à ação da insulina. A maioria dos adultos obesos pertence a essa categoria.

As principais complicações da diabetes tipo 2 são: doenças cardiovasculares, como hipertensão arterial, infarto agudo do miocárdio e acidente vascular cerebral (no geral o que ocorre é um estreitamento difuso dos vasos sanguíneos, impedindo a circulação sanguínea apropriada); doenças renais por lesarem diretamente os rins, impedindo o processo de filtração e purificação dos produtos tóxicos do sangue; complicações na retina, como a retinopatia diabética resultando em cegueira; neuropatia diabética, quando os nervos são acometidos difusamente; pé diabético, quando existe acometimento do nervo e da circulação sanguínea, levando a isquemia e necrose do membro, com amputações definitivas.

A intervenção no estilo de vida, incluindo uma dieta com baixas calorias e atividade física aeróbica diariamente, com ou sem medicação, orientada por nutricionista especializada e médico clínico geral ou endocrinologista, ajuda a promover saúde e, principalmente, a prevenir complicações que podem ser irreversíveis com o passar do tempo. Num programa bem estabelecido, temos observado uma melhora importante nos primeiros seis meses de seguimento. O aparecimento de novos tipos de insulina, como a semaglutida, com aplicações semanais e de fácil manejo, constitui também um forte aliado ao controle da doença.

A perda de peso, associada ao exercício físico, é de suma importância. Calcula-se que a perda de 4 ou 5 quilos já é suficiente para diminuir a resistência insulínica baixando os níveis da glicemia e da necessidade de medicamentos.

Dor crônica

Nada pior do que sentir dor. Ela aparece a qualquer hora do dia, em qualquer lugar do corpo ou mesmo nele todo, como é o caso da fibromialgia. Essa doença ainda não tem uma causa conhecida, e as mulheres são mais afetadas que os homens. Atribui-se a ela uma série de mecanismos não bem entendidos ainda. É muito frequente no consultório de um clínico aparecerem indivíduos com dores crônicas difusas, principalmente a chamada dor lombar, ou dor nas costas. Essa dor é sentida na região lombar inferior acompanhada por ciática com irradiações da dor para baixo em alguma das nádegas. Embora possa ser causada por compressão da raiz nervosa ou ruptura de um disco vertebral, a famosa hérnia de disco, muitas vezes está relacionada à nossa vida emocional. Estudos indicam que 95% dos casos são de origem psicológica. O médico que examina deve estar muito atento a esse fato, pois muitas vezes esses indivíduos são encaminhados a ortopedistas, que encaminham a neurologistas, que encaminham à fisioterapia, e volta para o clínico. O indivíduo fica sentindo dor a vida inteira sem melhora, sem diagnóstico, sem saber do que se trata. Muito vezes há um fator desencadeante de estresse ou evento psicológico. Além disso, a reação à dor é desproporcionalmente emocional, com ansiedade e depressão excessivas. Tudo deve ser levado em conta nesse tipo de situação. Também é de suma importância avaliar que quem chega ao consultório com dor nas costas pode estar sofrendo de um infarto agudo do miocárdio ou de uma doença nas coronárias. Como mencionei anteriormente, na medicina integrativa tudo deve ser investigado com tempo e pensamento direcionados aos sinais e sintomas do indivíduo. Para o tratamento dessas dores, sugiro técnicas de relaxamento, ioga, massagens; sessões de acupuntura podem melhorar também. Os medicamentos aqui devem ser bem indicados, dependendo da causa em questão. Se possível, aconselho atividade física, como a natação, desde que não piore o quadro de dor. Observo que sessões de hidroterapia, caminhadas e sessões de ciclismo em ambiente fechado podem a ajudar no tratamento. Além da dor lombar, existe uma condição muito frequente, que é a presença de cefaleias, as famosas dores de cabeça.

Cefaleia. A famosa "dor de cabeça"

As dores de cabeça constituem um sintoma neurológico mais comum e uma das mais frequentes queixas médicas. A cada ano, estima-se que cerca de 80% da população sofre, pelo menos uma vez, com dor de cabeça. Acredita-se que ela seja a principal causa de falta ao trabalho ou a atividades sociais ou pessoais. A maioria das dores de cabeça não está associada a uma doença orgânica significativa; muitas pessoas são suscetíveis a dores de cabeça em períodos de estresse emocional. Além disso, muitos transtornos do humor estão associados a dores de cabeça como sintoma inicial. Os pacientes que sofrem com frequência são encaminhados aos neurologistas, após investigações diagnósticas extensas que incluem ressonância magnética do crânio, tomografia, exames de sangue, raios-X, doppler transcraniano etc. A maioria dessas investigações tem resultados negativos que podem ser frustrantes tanto para o indivíduo quanto para o médico; e esse fato de não diagnosticar a causa principal pode ter um efeito antagônico, aumentando a ansiedade do paciente e até mesmo causando uma discussão sobre a veracidade da dor.

Enxaquecas

As enxaquecas são um transtorno caracterizado por dores de cabeça recorrentes, com ou sem perturbações visuais e gastrintestinais relacionadas, provavelmente causadas por uma perturbação funcional da circulação craniana.

Dois terços dos pacientes que desenvolvem enxaqueca apresentam uma história familiar de transtornos similares. As personalidades obsessivas, excessivamente controladas e perfeccionistas que suprimem a raiva e estão geneticamente predispostas à enxaqueca, podem desenvolver esse tipo de dor sob grave conflito emocional ou estresse inespecífico. Para tratar essas últimas, os medicamentos aconselháveis são prescritos dependendo da experiência do clínico ou neurologista, mas psicoterapia, técnicas de relaxamento, acupuntura e atividades físicas ajudam muito no controle dessa situação.

Cefaleias tensionais

O estresse emocional frequentemente está associado à contração prolongada da cabeça e de músculos do pescoço, o que, ao longo de algumas horas, pode provocar constrição dos vasos sanguíneos e resultar em uma isquemia. Uma dor constante e insistente começa na região suboccipital e pode se espalhar pela cabeça, algumas vezes parecendo com uma faixa apertada em torno da testa. O coro cabeludo pode mostrar-se sensível ao toque, contrastando com a enxaqueca; a dor é geralmente bilateral e não está associada a sinais prodrômicos, como náuseas e vômitos. O aparecimento ocorre frequentemente no final de um dia de trabalho ou logo ao cair da noite, possivelmente depois que o indivíduo se livra das pressões estressantes do trabalho; a pessoa tenta relaxar e sua atenção focaliza mais as sensações de seu corpo. Se as pressões familiares ou pessoais são iguais ou maiores do que as do trabalho, as dores de cabeça podem piorar à noite, nos finais de semana ou durante as férias. A cefaleias tensionais podem ocorrer, em algum grau, em cerca de 80% da população durante períodos de estresse emocional. Ansiedade e depressão estão frequentemente associadas com essas dores de cabeça. As personalidades tensas, competitivas, do tipo A, tendem a ser especialmente susceptíveis a esse transtorno. O tratamento no estágio agudo pode envolver agentes ansiolíticos, relaxantes musculares, massagem ou aplicação de calor na cabeça ou no pescoço. Se uma depressão estiver presente, antidepressivos podem ser prescritos, entretanto a psicoterapia é o tratamento de escolha para pacientes cronicamente atingidos por cefaleias tensionais. Aprender a evitar ou enfrentar melhor a tensão é o enfoque de manutenção mais eficaz a longo prazo. O relaxamento pode estar associado a períodos de meditação ou alterações no estilo de vida, como prática desportiva diária. A mudança de estilo de vida e de comportamento nas situações do dia a dia são importantes para manipular melhor esse tipo de situação. Um programa físico importante, como hidroterapia, natação, trote leve, corridas ao ar livre, pode melhorar muito os sintomas de cefaleia tensional. Em minha experiência de consultório, tenho observado que vítimas de dor ou pacientes com transtorno doloroso crônico são susceptíveis à progressão da dor. Alimentam-se mal, dormem mal, se relacionam muito mal e tendem a ficar sozinhos. Com medo de episódios de dor em locais públicos, evitam viagens e não apresentam uma vida com qualidade, por isso um programa de reabilitação torna-se crucial. Sabemos que o uso de analgésicos, drogas à base de morfina, pode deixar o indivíduo cada vez mais dependente. Desse modo, um programa de modificação comportamental é muito útil.

As clínicas para tratamento da dor com equipes multidisciplinares avaliam e cuidam de pacientes com transtornos dolorosos complexos. Elas incluem o envolvimento dos psiquiatras desde o início, e não apenas depois que as causas reais de dor são descartadas e os médicos ficam frustrados. Os pacientes são manejados sem drogas que causem dependência, embora muitos já estejam dependentes. Essas clínicas também reconhecem que a maioria dos indivíduos com dor crônica experimenta um círculo vicioso de fatores biológicos e psicológicos, de modo que o tratamento mais eficaz envolve uma abordagem sistêmica e integrativa, abordando cada componente biopsicossocial relevante para o paciente.

Estresse e ansiedade generalizada: o mal do século

Indivíduos com estresse e ansiedade generalizada são muito mais propensos a problemas coronarianos do que pessoas sem essa característica. A competitividade, em todos os âmbitos, leva esse tipo de pessoa a não ter uma vida segura; o estresse é absurdo em todos os ambientes de convívio social. Atualmente já se acumulam evidências suficientes para atestar que o estresse social e o comportamento chamado de tipo A aumentaram significativamente os riscos de doença cardiocirculatória, principalmente o infarto agudo do miocárdio. Pessoas assim são compulsivas, têm tendência ao trabalho contínuo, são hiperativas, desprezam as férias, não dividem responsabilidades, procuram atingir metas não bem definidas ou muito altas. Além disso, tais indivíduos têm acentuada impulsão para competir, desejo contínuo de serem reconhecidos e de progredirem, envolvimento em múltiplas funções, impossibilidade prática para terminar alguns empreendimentos, preocupação física e mental, incapacidade de relaxamento satisfatório, mesmo em épocas de folga, tendência elevada ao *Burnout*, insatisfação crônica com as realizações, grau de ambição acima do que obtêm, movimentos rápidos do corpo, tensão facial, entonação emotiva e explosiva na conversação normal, mãos e dentes quase sempre apertados. O sentido de urgência no tempo e a hostilidade, manifesta ou dissimulada, dão origem a aborrecimentos, irritação, rancor, impaciência, sentimentos que podem ser considerados pontos centrais do indivíduo. O estresse e a ansiedade estão em todas as classes sociais e são mais bem observados em pessoas com trabalho ativo entre 30 e 50 anos. A incidência de doenças cardíacas nesses indivíduos é sete vezes maior. Só para esclarecimento, pessoas mais resilientes exibem um padrão oposto de comportamento. Não apresentam aborrecimento, irritação, rancor ou impaciência; são seguras, firmes, sem pressa; conhecem suas qualidades intrínsecas e sabem fazer um bom uso delas e têm grande capacidade de captar e receber afeições.

Antigamente, a maioria dos executivos era homem; hoje, as mulheres dividem muitos dos postos tanto de liderança. Com isso, o risco de desenvolvimento de doença coronária em mulheres é maior para aquelas que têm o tipo de comportamento descrito anteriormente. Assim, a ansiedade, a reação emocional e a dor física são capazes de desencadear fenômenos de estresse, que, quando agudos, após situações de raiva ou medo, podem desencadear o infarto do miocárdio. Como no caso da obesidade, o tratamento de pacientes com esse tipo de desordem não é só psicoterápico, mas sim multifatorial ou pluriprofissional. Uma dieta balanceada, cuidados com o cigarro, álcool e drogas e um programa de atividade física são muito importantes nesses casos. Sabe-se que a atividade física aumenta a produção de neurotransmissores, principalmente serotonina e betaendorfinas, fazendo com que a pessoa fique mais relaxada, mais calma. Técnicas de ioga e massagem também auxiliam muito nesses casos. Como já falei, psicoterapia por profissional habilitado e, se houver indicação, medicamentos ansiolíticos e reguladores do comportamento também podem ser prescritos. Recentemente, no Brasil, a Agência Nacional de Vigilância Sanitária (Anvisa) aprovou o tratamento com o CBD, canabidiol isolado, sem o THC, ou tetrahidrocanabinol, ambas substâncias derivadas da canabis. O primeiro é o componente químico que regula o comportamento, melhorando a dor crônica, ansiedade generalizada e a insônia, entre outras situações. O segundo constituinte é o que produz alucinação, euforia, comprometimento da capacidade mental e coordenação motora.

Vale a pena mencionar o emprego aleatório de substâncias no tratamento do transtorno do déficit de atenção, como Ritalina, anfetaminas e derivados, para manter o nível de atenção e compreensão mais elevados, com a finalidade de cumprir tarefas nos mais diferentes tipos de atividades, como no setor financeiro, universitário etc. É preciso um cuidado redobrado com esse tipo de substâncias, pois podem ser responsáveis por quadros de insônia, agitação e ansiedade crônica.

Ataques e transtorno de pânico

O transtorno de pânico se caracteriza pela ocorrência espontânea e inesperada de intensa ansiedade ou medo, associado a palpitação, dor no peito, sudorese e respiração ofegante e rápida. Dura em média de 10 a 30 minutos e pode simular um ataque cardíaco. Geralmente é no serviço de emergência que fazemos o diagnóstico diferencial entre pânico e doença cardíaca. A frequência com a qual os pacientes portadores desse quadro têm ataques varia desde múltiplos ataques durante um único dia até poucos episódios durante um ano. O transtorno de pânico é frequentemente acompanhado por agorafobia, ou medo de estar sozinho em locais públicos, como supermercados, feiras, igrejas, shoppings. A agorafobia pode ser a mais incapacitante das fobias, pois interfere na capacidade de funcionar em situações sociais e profissionais fora de casa. Em outras palavras, especula-se que a agorafobia seja causada pelo desenvolvimento do medo da ocorrência de um ataque de pânico num lugar público, onde a saída seria difícil, porém muitos pesquisadores e clínicos não aceitam essa teoria. O conceito de transtorno do pânico, provavelmente, se deve a Jacob Mendes da Costa, que descobriu a síndrome de Da Costa, que incluía muitos sintomas parecidos com pânico em soldados da guerra civil norte-americana. Freud foi o primeiro a observar a relação entre ataques de pânico e agorafobia. Este termo foi criado, em 1871, para a condição na qual os pacientes parecem ter medo de permanecer em locais públicos desacompanhados de amigos ou parentes. A palavra deriva de grego *agora* e *fobus* e significa medo da praça pública. As mulheres têm uma propensão duas a três vezes maior que os homens para apresentar essa condição. Desenvolve-se por volta dos 25 anos. As pesquisas ultimamente indicam que a causa dos ataques de pânico tende a envolver o inconsciente de eventos estressantes e que pode estar relacionada a fatores neurofisiológicos ativados pelas reações psicológicas.

O tratamento é multidisciplinar, com emprego de medicamentos, psicoterapia e mudança no estilo de vida. Evidentemente que a atividade física deve ser bem controlada e dosada com supervisão; exercício físico diário pode ajudar muito a aumentar os níveis de neurotransmissores que estão sempre diminuídos nessas condições. Por falar em neurotransmissores, em breve comentarei sobre eles.

Depressão

Os sintomas básicos da depressão são humor deprimido e perda de interesse ou prazer em realizar tarefas. As pessoas dizem que se sentem tristes, sem esperanças, na fossa, ou mesmo inúteis; falam muitas vezes que é uma dor na alma; queixam-se que não conseguem chorar. Já outras choram muito e sem causa aparente. Infelizmente, dois terços dos pacientes deprimidos pensam em se matar, e 10 a 15% cometem o suicídio. Pacientes deprimidos parecem não estar conscientes de sua depressão e não se queixam de uma perturbação do humor, embora exibam retraimento da família, dos amigos e das atividades que anteriormente lhe interessavam. Ocorre uma diminuição da energia, que resulta em dificuldade para terminar tarefas, comprometimento na escola e no trabalho e motivação diminuída para assumir novos projetos. A maioria se queixa de problemas para dormir, especialmente despertares nas primeiras horas da manhã, que é chamado de insônia terminal, ou múltiplos despertares durante à noite, durante os quais ficam pensando sobre os seus problemas. Pode haver falta de apetite e perda de peso em uns, e aumento do apetite e ganho de peso em outros, o que pode agravar doenças preexistentes, como diabetes, hipertensão e doenças do coração. Outro sintoma é a alteração da libido, que pode influenciar o relacionamento. Ansiedade, incluindo ataques de pânico, abuso de álcool e queixas, como intestino preso e dores de cabeça, frequentemente complicam o tratamento da depressão. Depois da pandemia de covid-19, seja por isolamento social, por distanciamento da escola e de outras atividades normais, vemos não só adultos, mas também adolescentes portadores de quadros depressivos graves associados à automutilação. A fobia à escola e o apego excessivo aos pais podem ser sinais e sintomas de depressão em crianças também. Baixo rendimento escolar, abuso de substâncias, comportamento antissocial, faltas injustificadas à escola e fugas de casa podem ser sintomas de depressão em adolescentes.

Contudo, a depressão é mais comum nos idosos do que na população em geral. Vários estudos relatam taxas de prevalência de 25 a quase 50% nessa população. Alguns estudos indicam que a depressão em idosos pode estar correlacionada à baixa situação socioeconômica, à perda de cônjuge, à doença física concomitante e ao isolamento social. Diversos estudos têm indicado que a depressão em idosos é subdiagnosticada e, consequentemente, não tratada e acompanhada com supervisão em termos medicamentosos e psicoterápicos. Esses casos podem evoluir para outros sintomas clínicos e serem confundidos com outas doenças, o que agrava o quadro depressivo, abrindo portas para a demência precoce e outros quadros psíquicos graves.

Um programa com atividades direcionadas para a terceira idade, como caminhadas, passeios ciclísticos, hidroginástica, natação, terapia ocupacional, exercícios neurocognitivos, aprendizagem de idiomas e de instrumentos, são estratégias fundamentais na recuperação e manutenção de saúde e da qualidade de vida. Aliás, sou favorável ao emprego dessas técnicas a todos que entrem na terceira idade, para a prevenção de demência.

NEUROTRANSMISSORES

Noradrenalina

Age em receptores denominados adrenérgicos, que podem ser do tipo alfa e beta, aumentando o impulso nervoso. Normalmente esses receptores são desregulados e respondem mal à noradrenalina; porém, se oferecemos substâncias que aumentam a produção ou o estímulo desses receptores, como a dezipramina, observamos uma melhora clínica fantástica. É uma droga antidepressiva que melhora muito a produção de noradrenalina pelo cérebro e, consequentemente, o quadro clínico da depressão.

Serotonina

É o mais estudado atualmente; quanto mais baixo seu nível no cérebro, maior é o sintoma da depressão. Com isso, o que se tem feito é uma tentativa de aumentar o nível desse neurotransmissor no cérebro, impedindo sua absorção ao nível dos receptores cerebrais ou aumentando sua oferta para esses receptores. Visto que serotonina formada no cérebro é rapidamente receptada ou reabsorvida, tenta-se inibir essa recaptação com substâncias chamadas inibidores seletivos da recaptação da serotonina. Se baixarmos o nível de serotonina cerebral, podemos precipitar crises de depressão; alguns pacientes suicidas têm baixas concentrações de metabólitos da serotonina no líquor e baixas concentrações de metabólitos da serotonina nas plaquetas. Embora os atuais antidepressivos ativos sobre a serotonina atuem primariamente no bloqueio de sua reabsorção, as gerações futuras de antidepressivos podem ter outros efeitos sobre o sistema de produção de serotonina, incluindo o antagonismo dos receptores de serotonina do tipo 2. Níveis baixos de serotonina foram observados em soldados agressivos que tiveram tendências suicidas na guerra do Vietnã. Assim que se iniciou o estudo da serotonina como o hormônio da depressão, ou da felicidade.

Dopamina

Embora a noradrenalina e a serotonina sejam mais frequentemente associadas à depressão, a dopamina também desempenha papel nessa doença. Os dados sugerem uma possível redução da atividade da dopamina na depressão e seu aumento numa outra enfermidade denominada "mania", outro tipo de doença do humor. Em indivíduos com doença de Parkinson, as concentrações de dopamina ficam abaixo do normal, e pessoas que ingerem drogas que reduzem as concentrações de dopamina, como a reserpina, apresentam quadros depressivos mais importantes. Drogas que aumentam as concentrações de dopamina, como a tirosina e anfetamina, reduzem os sintomas depressivos. Duas teorias recentes envolvendo a dopamina e a depressão são de que o trato mezolímbico dopaminérgico, poderia estar disfuncional e que o receptor de dopamina do tipo 1 pode estar hipoativo na depressão.

SAÚDE MENTAL

Um dos pilares fundamentais de nossa existência é o que denominamos saúde mental. Quando combinamos esse fator com atividade física, podemos obter uma excelente qualidade de vida. Curiosamente, temos uma interferência sinérgica entre ambas, a tal ponto que acredito muito no ditado "mens sana in corpore sano" (mente sã em corpo são).

Como a atividade física influencia nossa vida mental? Como a saúde mental influencia a atividade física? Como ambas se relacionam? Vamos por partes.

É certo que a atividade física, praticada de forma constante e orientada, tem grande influência no desenvolvimento e crescimento saudável da criança, do adolescente e do adulto. Os benefícios são múltiplos: amplia a capacidade de aprendizado, a socialização entre os participantes, a não aceitação do uso de drogas e de quem as usa, promove um equilíbrio nas emoções geradas pelo conhecimento de nossas aventuras, uma alimentação mais balanceada e um sono mais profundo e reparador, consequência do cansaço físico produzido. As mulheres podem regular melhor os ciclos menstruais e amenizar a tensão pré-menstrual e, durante a menopausa, ter mais equilíbrio na saúde dos músculos, ossos, prevenindo e amenizando quadros de ansiedade e depressão tão frequentes nessa fase.

Respondendo à pergunta de como a saúde mental interfere na atividade física: imagine você como um atleta ou uma atleta que tem perfeito equilíbrio mental, treina com força e dedicação e que seus níveis, de rendimento físico e emocional, se multiplicam. Imagine agora o oposto: você está triste, magoado, depressivo, querendo levantar-se da cama para ir à academia treinar, ou dar uma caminhada ou pedalada. Você não vai, e, se for, tem péssimo rendimento, podendo até se lesionar, pois não está fazendo a técnica correta. Veja a importância e a íntima relação entre essas situações. Fique atento a esses sinais e sintomas, pois ajudam na hora de diagnosticar um transtorno do humor durante uma entrevista médica. Por essa razão, me dedico à medicina holística e integrativa, pois temos necessidade de ver e enxergar a doença e o doente, que são duas entidades completamente diferentes. Pense nisso!

Tenho acompanhado, no consultório e em minhas incursões aos treinos que faço na academia, uma série de alterações de comportamento que acaba interferindo em nossa vida mental e física. Refiro-me aos transtornos alimentares, como a anorexia. Estão muito atrelados ao dismorfismo, que é uma visão e interpretação enganosa da figura que vemos no espelho. Dessa forma, há pessoas que treinam muito para perder peso e reduzir medidas, mesmo não precisando. Assim, a atividade física faz mal, pois o excesso pode levar a um quadro carencial alimentar, predispondo à osteoporose, a um desequilíbrio hormonal e, no caso das mulheres, até a interrupção dos ciclos menstruais e anorexia, o que denominamos tríade da mulher atleta. Nos homens é também frequente o uso de substâncias anabolizantes para aumento do vigor físico e da hipertrofia muscular. Mesmo grandes e musculosos, não se enxergam assim, por isso treinam muito, com excesso de peso e muito anabolizante, pois no espelho estão muito fracos.

Quantas vezes tive que fazer alguns atletas em começo de carreira a desistir de competições de longa duração por não estarem preparados nem para as de curta duração. Um exemplo é alguém querer fazer uma prova de Ironman, em que se nada 3,8 km, pedala-se 180km e corre-se 42 km, sem conseguir terminar um *short* triatlo (750mts/20km/5km). Essa combinação de fatores emocionais com a realidade clínica de nosso corpo também favorece o aparecimento do *overtraining*, ou excesso de treino, predispondo nosso corpo a uma série de doenças graves, como rabdomiólise, arritmia cardíaca e até morte súbita. Esse desequilíbrio de atitudes, que se origina em nossa mente, pode prejudicar uma profissão, um casamento, uma vida. Mais uma vez, tem-se a atividade física sendo danosa e agindo de maneira antagônica com nossa saúde física e mental.

Concluindo, corpo são e mente sã é o que sempre desejamos para usufruir uma vida repleta de qualidade de vida, mas sempre com equilíbrio, orientação, avaliação e muita saúde. Agora convido você a treinar um pouco. Vamos?

ESTRESSE E RESILIÊNCIA

O estresse pode ser considerado um estímulo interno ou externo que afeta negativamente a pessoa, mas já adianto que nem todo o estresse é ruim ou faz mal. Estamos cercados de situações que colocam à prova nossa capacidade de realizar obras e empreendimentos. Essa é uma forma de estresse benigno, que faz com que busquemos forças internas para ultrapassar os problemas; necessitamos desse mecanismo para sobreviver. Já o estresse maligno prejudica nossa saúde como um todo, desencadeando reações bioquímicas e predispondo o organismo a doenças, tanto na esfera física como na psíquica.

FASES DO ESTRESSE

Reação aguda: ocorre quando nosso cérebro percebe que podemos sofrer uma ameaça, um perigo súbito, colocando em perigo nossa vida. O desejo de lutar ou fugir vem, e muitas vezes agimos por instinto.

Resistência: ocorre quando a tensão se acumula por tempo indeterminado gerando flutuação no modo de ser e maior facilidade de ter reação aguda. Os quatro tipos de alarmes dessa fase são: reações emocionais, mudanças de comportamento, dificuldade de concentração e raciocínio, e alterações psicológicas psicossomáticas.

Exaustão: ocorre quando há uma queda nos mecanismos de defesa afetando o corpo, a mente, os sentimentos e o comportamento. Os sintomas são mistos, como tensão muscular, dor no pescoço, dor nas costas, principalmente a nível lombar, dor de cabeça, ranger de dentes, nó na garganta, tremor, agitação e tiques nervosos. Se esses sintomas não forem tratados, o quadro clínico pode piorar muito, acentuando as dores descritas e adicionando quadros de insônia, fraqueza e falta de energia, depressão e letargia.

Hoje entendemos que o estresse altera a imunidade e a resistência orgânica do indivíduo, predispondo-o ao aparecimento de herpes, artrite, resfriado comum, câncer etc. Pode favorecer também comportamentos autodestrutivos, como beber, comer e fumar em excesso, e precipitar ou induzir o acontecimento de acidentes.

AS REAÇÕES AO ESTRESSE

Luta: quando se enfrenta o problema de frente, tentando resolvê-lo de imediato.

Fuga: quando os problemas são evitados; o indivíduo finge não os reconhecer. Normalmente deixa que outra pessoa resolva a questão.

"Deixar pra lá": normalmente se aceita a causa do estresse sem lutar ou fugir.

Os efeitos do estresse, no corpo e na mente, devem-se não somente à quantidade de estresse experimentada, mas também à qualidade de nossas defesas. Uns conseguem suportar mais que outros; a propriedade com que nos adaptamos, defendemos e absorvemos o impacto do estresse em nossas vidas denomina-se resiliência.

Resiliência é uma propriedade física dos materiais os quais, após serem submetidos a uma determinada pressão, voltam e assumem seu estado original.

Esse termo vem sendo empregado atualmente para definir e caracterizar pessoas que possuem boa adaptação e resposta a estados de forte pressão, deixando corpo e mente livres de quaisquer sinais de angústia, mal-estar e agitações. Sabem ser flexíveis em qualquer situação e adotam uma posição otimista para resolver problemas. São autoconfiantes, acreditam na sua capacidade de solucionar posições conflitantes e encaram com facilidade problemas novos. Normalmente são pessoas inteligentes, apreciadoras da vida e extrovertidas.

Diversas empresas atualmente oferecem a seus empregados cursos preparatórios para tornarem-se colaboradores resilientes.

Síndrome do lazer

Fins de semana, feriados e férias são oportunidades imperdíveis para relaxar, ler, ouvir música, viajar, enfim curtir a vida.

Contudo, infelizmente nem todos pensam e agem assim. Para um determinado grupo de pessoas, essas atividades são verdadeiros pesadelos. Não conseguem descansar nem relaxar, pelo contrário; passam muito mal, com dor de cabeça, náusea, cansaço, dor muscular, resfriado e fadiga.

Descrita pelo médico holandês Ad Vingerhoets, da Universidade de Tilburg, essa síndrome acomete homens e mulheres obcecados pelo trabalho que não conseguem relaxar quando necessário.

Os aspectos biológicos que servem de hipótese para explicar essa síndrome são: exposição a substâncias químicas que podem ser tóxicas ao organismo, como venenos de jardim, agrotóxicos utilizados em horta residencial; ingestão acima da média de café, pois há maior tempo para aproveitar o café da manhã, e mais horas de sono.

Já os aspectos psicológicos e comportamentais são: convívio social indesejável, tanto com a família como com terceiros; tarefas domésticas, como cortar grama, lavar roupa acumulada, arrumar a pintura da casa; transição do ambiente de trabalho para o ambiente de lazer, súbita mudança de funções somada à apresentação de um novo local, diferente daquele em que a pessoa vive mais tempo.

Normalmente são indivíduos perfeccionistas e inseguros, que trabalham mais de dez horas diariamente sob estresse constante. Isso pode levar a um aumento da produção do hormônio de estresse cortisol, enfraquecendo o sistema imunológico e favorecendo o aparecimento de doenças.

A mensagem que gostaria de passar a você, após discutir os elementos que formam e interferem em nossa vida, é que as coisas dependem muito de nós para serem realizadas.

O comportamento humano vem sendo estudado há centenas de anos, e as alterações que podem ser ensaiadas e executadas são factíveis. O mesmo ocorre em relação à qualidade de vida; escolhemos direções, facilitamos ou dificultamos novos empreendimentos. As raízes que nos prendem podem ser talhadas e vagarosamente subtraídas para alcançarmos novos horizontes. A saúde pode ser cuidada da melhor forma possível, dependendo de sua autoestima e vontade de viver bem, durante muitos e muitos anos. A longevidade está batendo à sua porta. O estresse existe e continuará existindo. Temos que saber nos adaptar a ele. Temos que usar a resiliência para fugir de seus tentáculos.

Tome a decisão de gostar mais de você e de cuidar do que é seu.

SONO

Atualmente não podemos falar em saúde sem entrar no mérito de um dos elementos fundamentais de nossa vida: a qualidade do sono; assunto de grande interesse e de suma importância em toda e qualquer idade. Os entendimentos sobre a fisiologia normal, associados a estudos clínicos, demonstram que os distúrbios do sono podem comprometer e afetar a dinâmica de toda nossa evolução, bem como nosso comportamento afetivo, social e individual, com consequências imprevisíveis. Por isso, a importância desse tema. Não entrarei em detalhes e não me aprofundarei sobre a fisiologia normal e os mecanismos de doença, tratarei apenas de assuntos pertinentes ao nosso dia a dia que estejam relacionados à nossa saúde.

Recentes avanços nas pesquisas sobre o sono demonstram que alguns transtornos clínicos e mentais estão associados a alterações da fisiologia do sono. Depressão, ansiedade, hipertensão arterial, sonolência excessiva, acidentes, demência, obesidade e agressividade são alguns sinais e sintomas de noites mal dormidas causadas pelo ronco, pela apneia e pela insônia. Estudos comprovam que a privação do sono produz uma síndrome que inclui aparência debilitada, lesões cutâneas, ingestão alimentar aumentada, perda de peso, gasto de energia aumentada, temperatura corporal diminuída e morte.

O sono é formado por dois estados fisiológicos: o de movimentos oculares não rápidos (NREM) e o de movimentos oculares rápidos (Rapid Eye Moviment – REM). O sono NREM é composto de estágios de 1 a 4. A maiorias das atividades fisiológicas encontra-se reduzida durante esse sono. Já o sono REM é caracterizado por um cérebro altamente ativo e níveis de atividades fisiológicas semelhantes ao do indivíduo acordado. Aproximadamente 90 minutos após o início do sono, o sono NREM dá lugar ao primeiro episódio de sono REM da noite. Essa latência REM de 90 minutos é um achado consistente em adultos normais. Um encurtamento da latência REM frequentemente ocorre em transtornos, como depressão ou narcolepsia. Em indivíduos normais, o sono NREM é um estado tranquilo comparado à vigília. Nele, o coração bate mais lentamente, assim como a respiração e a pressão arterial; movimentos corporais involuntários esporádicos também estão presentes.

Diferentemente, no sono REM, observamos que as medições fisiológicas, exceto o tônus muscular, são muito semelhantes aos da pessoa acordada, por isso foi também chamado de sono paradoxal. Pulso, respiração e pressão arterial estão elevados durante o sono REM, muito mais do que durante o sono NREM. Outra alteração fisiológica que ocorre durante o sono REM é a paralisação quase total dos músculos esqueléticos (posturais). Devido a essa inibição motora, os movimentos corporais estão ausentes durante o sono REM. É provável que o fator mais característico desse sono seja o sonho; os indivíduos despertados durante o sono REM frequentemente relatam que estavam sonhando. Os sonhos são tipicamente abstratos e surreais e podem ocorrer também durante o sono NREM, mas nessa fase são tipicamente lúcidos e determinados. A natureza cíclica no sono é totalmente regular e segura. Um período REM ocorre aproximadamente a cada 90 a 100 minutos durante a noite. O primeiro período REM tende a ser mais curto, comumente duram menos de dez minutos; os últimos períodos podem durar de 15 a 40 minutos cada. A maior parte do período REM ocorre no último terço da noite, ao passo que a maior parte do sono em estágio 4 ocorre na primeira terça parte da noite. Os padrões de sono mudam ao longo da vida. No período neonatal, o sono REM representa mais de 50% do tempo de sono total. Os recém-nascidos dormem cerca de 16 horas por dia com breves períodos de vigília. Nesse período da vida, o padrão do eletroencefalograma vai do estágio de alerta diretamente para o estado REM, sem passar pelos estágios de 1 a 4. Aos 4 meses de idade, o padrão muda de modo que a porcentagem total de sono REM cai para menos de 40%. No adulto a distribuição dos estágios de sono é a seguinte: sono NREM 75%, sono REM 25%.

Tem-se documentado cada vez mais o papel fundamental do neurotransmissor serotonina na regulação do sono. A diminuição da síntese, ou mesmo a falta de aproveitamento desse neurotransmissor, reduz o sono por um período considerável.

As evidências mostram que a dopamina tem um efeito de alerta. Drogas ou atividades físicas que aumentam a dopamina cerebral tendem a produzir excitação e insônia.

A maioria dos investigadores concluem que o sono serve a uma função restauradora e homeostática, além de ser crucial para a termorregulação normal e conservação de energia.

As alterações neuroendócrinas incluem noradrenalina plasmática aumentada e tiroxina plasmática diminuída. Alguns indivíduos dormem pouco, necessitam de menos de seis horas de sono por noite e funcionam adequadamente. Aqueles que dormem muito precisam de mais de nove horas a cada noite para funcionarem bem. Os indivíduos de sono curto geralmente são eficientes, ambiciosos, socialmente aptos e contentes; os de sono prolongado tendem a ser levemente deprimidos, ansiosos e socialmente retraídos. Um aumento das necessidades de sono ocorre com trabalho físico, exercício, doença, gravidez, estresse mental ou aumento da atividade mental.

O relógio orgânico natural segue um ciclo de 25 horas. A influência de fatores externos, como o ciclo de luz, escuridão, rotinas diárias, horários das refeições e outros sincronizadores externos prendem a pessoa ao relógio de 24 horas. O sono também é influenciado por ritmos biológicos; dentro de um período de 24 horas, os adultos dormem uma vez, ocasionalmente duas. Esse ritmo não está presente ao nascer, mas desenvolve-se durante os dois primeiros anos de vida. Em algumas mulheres, os padrões de sono mudam durante as fases do ciclo menstrual; cochilos tirados em diferentes períodos do dia diferem grandemente em seu conteúdo de sono REM e NREM. Em um indivíduo de sono noturno normal, um cochilo pela manhã ou ao meio-dia contém grande quantidade de sono REM, já um cochilo tirado à tarde ou no início da noite não. Os padrões de sono não são fisiologicamente os mesmos; quando alguém dorme durante o dia ou durante o período em que o corpo está acostumado a ficar desperto, os efeitos psicológicos e comportamentais diferem. Em um mundo de indústria e comunicações que muitas vezes funciona 24 horas por dia, essas interações estão ficando cada vez mais significativas. Mesmo em indivíduos que não trabalham à noite, a interferência nos vários ritmos pode ocasionar problemas. O mais conhecido é o da mudança rápida dos fusos horários (*jet lag*), em que tentamos convencer nosso corpo a dormir em um período fora de fase em relação a alguns ciclos corporais. A maioria dos organismos adapta-se de dois a sete dias, alguns necessitam de mais tempo.

Ronco e apneia do sono

Ronco e apneia andam juntos. A apneia refere-se à parada do fluxo de ar pelo nariz ou pela boca; por convenção um período apneico dura no mínimo dez segundos. O sono apneico pode ser de vários tipos. No sono apneico central puro, tanto o fluxo de ar quanto o esforço respiratório cessam reiniciando durante o despertar. No sono apneico obstrutivo puro, cessa o fluxo de ar, mas os esforços respiratórios, indicando maior obstrução das vias aéreas e esforços cada vez maiores dos músculos torácicos e abdominais para forçar a passagem de ar através da obstrução. Novamente o episódio finda com o despertar. Os tipos mistos envolvem elementos de ambos; obstrutivo e central. A apneia do sono é considerada patológica se existirem pelo menos cinco episódios durante uma hora ou 30 episódios apneicos durante a noite. Em casos graves de sono apneico obstrutivo, pode haver até 300 episódios apneicos, todos seguidos de um despertar, de modo que praticamente não ocorre sono normal durante a noite, mesmo que os pacientes tenham permanecido na cama e frequentemente suponham ter dormido a noite toda.

A apneia do sono pode ser uma condição perigosa, pois pode ser responsável por um certo número de mortes inexplicáveis e súbitas em bebês e crianças pequenas. Provavelmente também seja responsável por casos de morte em adultos e idosos. Os episódios de sono apneico podem produzir alterações cardiovasculares inclusive arritmias e alterações transitórias na pressão sanguínea. A apneia do sono está associada a um aumento da pressão sanguínea pulmonar e eventualmente também da pressão sistêmica. É provável que essas alterações cardiovasculares do sono apneico sejam responsáveis por um número considerável de casos diagnosticados como hipertensão essencial. O sintoma clínico mais frequente é de homens de meia-idade ou mais velhos que relatam cansaço e incapacidade para permanecerem despertos durante o dia às vezes associado com depressão, alterações no humor e ataques de sono durante o dia. Muitas vezes quem percebe tal comportamento é o companheiro ou a companheira de cama.

Observei pessoalmente dois casos muito graves de apneia do sono, com convulsões diagnosticadas, não como epilepsia do sono, mas sim uma forma importante de apneia em que a oxigenação sanguínea cai a níveis tão baixos que o tecido cerebral sofre com uma "hipóxia cerebral" deflagrando, as crises convulsivas. Tenho cada vez mais indicado o exame de polissonografia, que é realizado em laboratórios do sono e, mais recentemente, já em domicílio. Em um estudo recente de pacientes com transtornos de sonolência excessiva, realizado na Mayo Clinic em Rochester, Minnesota/EUA, e publicado no jornal *Neurology*, em maio de 2023, constatou-se que 42% sofriam de uma das variantes do sono apneico. A pressão positiva contínua das vias aéreas, o famoso CPAP, é o tratamento de escolha para a apneia obstrutiva do sono. Outros procedimentos incluem perda de peso, cirurgia nasal e a uvolopalatoplastia.

A perda de peso é de suma importância para a prevenção da apneia do sono. Este livro, como você pode observar, se baseia muito na prevenção de doenças pela atividade física, e a obesidade está muito implicada com a apneia do sono. O aumento de gordura na faringe, na laringe, no assoalho da boca, no pescoço, no tórax e no abdômen leva o indivíduo a fazer mais força para respirar; assim, quando se deita, toda essa gordura faz com que a língua seja pressionada para traz dificultando a respiração. O ronco e a apneia contribuem para uma péssima noite de sono, tanto para quem sofre do problema como para os respectivos parceiros e parceiras. A perda de peso progressiva pela atividade física saudável diminui muito o número de pacientes portadores dessas condições.

Insônia

Na maioria das vezes, a insônia é secundária a uma série de situações e eventos clínicos. As principais causas são: hipertireoidismo, ansiedade, depressão, lesões do sistema nervoso central, síndrome das pernas inquietas, doenças infecciosas, câncer, condições dolorosas, como a fibromialgia, doenças da próstata, barulho, cafeína, álcool em excesso e estresse. Todas essas situações devem ser avaliadas individualmente para procurar uma solução, com ou sem medicação específica. Neurologistas especializados em distúrbios do sono, junto a otorrinolaringologistas, podem auxiliar a conduzir esses casos de maneira muito eficiente.

INTERAÇÕES

"Seres metamórficos e a revolução do autocuidado" é o tema deste livro.

Falo sobre as interações entre nosso corpo físico e mental e como a atividade física desempenha um papel de grande importância nesse elo. Como você verá, ela alcança diversas áreas e aspectos do funcionamento do corpo e cérebro; afeta, direta ou indiretamente, o desempenho e rendimento, quanto a resiliência, memória, aprendizado, comportamento e plasticidade, particularmente na população infantil e adulta.

Graças a uma série de trabalhos científicos realizados, tanto no Brasil como no exterior, está comprovado que a atividade física diminui o risco de adquirir doenças cardiocirculatórias, tanto por aumentar a capacidade funcional do coração como por incrementar a circulação e a entrega de oxigênio aos órgãos e tecidos do corpo. O benefício também se estende a outros órgãos e sistemas; ela ajuda no controle da diabetes, obesidade e hipertensão arterial.

Indivíduos que já tiveram infarto agudo do miocárdio, quando iniciam um programa de reabilitação cardíaca com atividade física orientada, têm sua sobrevida aumentada sobremaneira. Ainda, níveis sanguíneos de colesterol e triglicérides (gorduras) aumentados podem ser controlados mais facilmente com exercício associado a uma dieta orientada.

Talvez o maior benefício da prática de atividade física seja a "regressão da doença aterosclerótica".

Vários trabalhos demonstram que portadores de doença aterosclerótica (obliteração ou entupimento dos vasos sanguíneos por gordura e cálcio), quando iniciam um programa de "mudança de comportamento", traduzido por controle do peso, redução de gorduras do sangue, mudanças no hábito de fumar associado a atividade física, podem fazer regredir a doença. Novamente volto a chamar sua atenção: "só é doente quem quer".

O sedentarismo é responsável pelo maior número de mortes causadas por doença cardiovascular. Por favor, não faça parte dessa estatística! O exercício físico aumenta o débito cardíaco, ou seja, a quantidade de sangue bombada para fora de seu coração. Quanto mais sangue ele bomba, mais oxigênio envia para os músculos trabalharem. As funções respiratória, metabólica, hormonal e neurológica têm um grande benefício a partir da prática do exercício.

Com essa prática diária, o músculo cardíaco passa a necessitar cada vez menos de oxigênio; um fator positivo para aquelas pessoas que sofrem do coração, pois, com o condicionamento físico, a irrigação dos vasos sanguíneos aumenta, e a frequência cardíaca diminui. Cada batimento cardíaco "economiza oxigênio". O condicionamento físico também altera o metabolismo de carboidratos e do HDL-colesterol (sigla em inglês que significa High Density Lipoproteins, lipoproteínas de alta intensidade).

Essa fração do colesterol é responsável pelos efeitos benéficos; em linguagem popular, é o colesterol bom, que "limpa os vasos sanguíneos".

Trabalhos mostram e exemplificam claramente que o exercício físico aumenta o HDL e distribui melhor a gordura corpórea, principalmente a gordura visceral, aquela que fica no abdômen, popularmente chamada de "barriga de cerveja".

Essa distribuição da gordura visceral no corpo é alterada pelo exercício levando a uma diminuição na mortalidade. Indivíduos que apresentam gordura acumulada apenas na parte abdominal correm maiores riscos de terem infarto, diabetes e hipertensão arterial. Efeito notório também se faz presente na sensibilidade à insulina. Diabéticos necessitam cada vez menos desse hormônio, e alguns pacientes com tendência à obesidade ficam muito mais controlados. Já está documentado o efeito preventivo do exercício em relação à osteoporose, ao câncer do cólon, de mama, de próstata e do pâncreas. Não podemos esquecer os benefícios encontrados na fase da menopausa, nas mulheres, e a produção mais fisiológica de testosterona nos homens na terceira idade. Além dos exercícios aeróbicos, os exercícios de resistência, como a musculação (pesos), são muito importantes para os indivíduos acima de 60 anos, pois, a partir dessa faixa etária, a sarcopenia, ou perda de massa magra, é fator preponderante para as quedas e fraturas acidentais. Esse tipo de atividade acelera o metabolismo de carboidratos e, consequentemente, o metabolismo basal; são benéficos para músculos e ossos, prevenindo e reabilitando doenças musculoesqueléticas. Nos idosos esses tipos de exercício é seguro e serve para melhorar a flexibilidade e qualidade de vida, sem contar com o fato de prevenção de doenças neurocognitivas, como a demência e suas variáveis.

Nossos pulmões, a partir dos 30 anos, diminui-se a capacidade ventilatória entre 5% e 15% por década. Se mantivermos um programa aeróbico constante, essa queda é alterada, ou seja, indivíduos idosos podem manter uma capacidade ventilatória comparada a pessoas mais jovens.

Homens e mulheres de meia-idade que se movimentam ativamente, durante a jornada de trabalho, apresentam menor incidência de doenças nas artérias que irrigam o coração, as famosas coronárias.

Um assunto que me chama a atenção constantemente é a relação entre atividade física e aspectos psicológicos e neurocognitivos. Um estudo realizado no Reino Unido e publicado em janeiro de 2023, no conceituado *Journal of Epidemiology & Community Health*, destaca que indivíduos sedentários foram comparados àqueles que praticavam algum tipo de atividade física por pelo menos 150 minutos semanais, e constatou-se que esses últimos eram mais bem ajustados, aplicavam-se melhor em testes de função neurocognitiva, mostravam melhor resposta cardiovascular ao estresse, sentiam menos sintomas de ansiedade e de depressão, dormiam e se relacionavam melhor. Pessoas ativas, quando se tornam inativas, passam a ter 1,5 vezes mais chances de tornarem-se depressivas em relação às que se mantêm ativas.

Para explicar melhor, a atividade física promove uma cascata de eventos na geração de sustâncias químicas tidas como fatores de crescimento cerebral como o BDNF e a IGF-1 que estimulam a plasticidade, melhoram a função cognitiva, aumentam a neurogênese, bem como a irrigação e oxigenação sanguínea cerebral por formação de novos vasos sanguíneos, a chamada angiogênese. Essas ações convergem para mecanismos de proteção contra doenças neurodegenerativas, como as várias formas de demência, depressão, ansiedade, e melhoram a memória e o aprendizado.

Além dos efeitos neurológicos centrais, o exercício altera os fatores de risco periféricos, como a inflamação generalizada causada pelas citoquinas, e impede que a resistência insulínica, consequência direta da síndrome metabólica, por exemplo, obesidade, hipertensão arterial e diabetes, exerça seus efeitos diretos na gênese das doenças neurodegenerativas.

A atividade física também incrementa a produção endógena de endorfinas e neurotransmissores, como a serotonina, noradrenalina e acetilcolina, propiciando uma ação intensa, direta e contínua na manutenção da resiliência e combatendo os efeitos do estresse crônico, da depressão e do declínio cognitivo relativo à idade.

Finalmente o exercício físico promove saúde para o cérebro e para o corpo.

O poeta romano Juvenal, que viveu entre o primeiro e segundo século d.C., escreveu em um de seus poemas sobre o que é desejável na vida:

"Orandum est ut sit mens sana in corpore sano"

Traduzindo do latim:

"Devemos orar para uma mente sã num corpo são".

Mais abreviadamente: "Mens sana in Corpore sano".

Apesar dos benefícios físicos e psicológicos da atividade física, a longo prazo há uma certa resistência dos praticantes. Estima-se que somente metade, ou seja, 50% das pessoas que iniciam um programa de exercício físico mantêm esse hábito por mais de seis meses. Esse é o número de brasileiros que não fazem nada, ou seja, quase metade da nossa população é sedentária. Essa é principal razão que faz o Brasil ser o país mais sedentário da América Latina e o quinto colocado no mundo.

A falta de continuidade é um dos principais problemas na prescrição de atividade física para pessoas sedentárias em geral, mas a persistência e a motivação são grandes aliados na manutenção de um programa de saúde.

MEXA-SE!

Primeiro passo

Vamos avaliá-lo(a) clinicamente com uma anamnese bem-feita e sem pressa. Costumo conversar com meus pacientes sobre todos os aspectos da saúde física e mental. Uma história de vida, com todos os detalhes importantes, como sono, trabalho, funções orgânicas, medicações em uso e origem genética, sabendo um pouco sobre seus pais e irmãos, sobre sua vida mental, se já teve ou tem depressão, ansiedade, insônia, se toma remédios para dormir, enfim, tudo. Logo em seguida, o exame físico com medida de peso, altura, cálculo do IMC, medição da pressão arterial, ausculta cardíaca, pulmonar, exame do abdômen, tireoide; um exame clínico para avaliar a máquina. Depois requisito alguns exames de sangue e de imagem, inclusive o teste ergométrico em esteira ou em bicicleta, para descobrir se, durante o esforço físico, o coração e a pressão arterial se comportam bem. Outros exames também fazem parte, como ecocardiograma, ultrassom de abdômen e tireoide; tudo muito individualizado e voltado para às necessidades e realidades do paciente.

Segundo passo

Entrevista de retorno, com todos os exames em mãos. É muito importante analisar as limitações de cada um e programar que tipo de atividade promove saúde e qualidade de vida, sem lesar o corpo. Nessa fase da entrevista, verifico o tempo disponível, a hora e o local que poderão ser empregados para essa prática. Também considero de suma importância um aconselhamento nutricional e de um preparador físico, o tão famoso *personal trainer*. Indivíduos muito acima do peso e que apresentam sobrecarga, ou deformidade óssea ou articular, devem ser avaliados com o teste da marcha para avaliar a biomecânica, uma parte da medicina esportiva que estuda a dinâmica do movimento. As articulações sofrem muito com o excesso de peso. Muitas vezes observamos artrose progressiva nas articulações do joelho, o que impede o movimento normal dessas articulações. Muitas vezes temos que trabalhar com a perda de peso primeiro para depois iniciar o treinamento apropriado. Gosto muito de sugerir a natação, pois é uma atividade sem sobrecarga e impacto, que fortalece músculos e promove queima calórica. Aulas de *spinning* (bicicletas ergométricas especiais que simulam muito bem o movimento de ciclismo como o que realizado numa bicicleta de *speed* ou *street bike*) são também super bem-vindas; pedalar na rua, no calçadão, ou onde for mais seguro, também ajuda muito. A caminhada é uma forma segura e eficaz de se alcançar boa forma, pois pode ser feita no próprio bairro, na hora que quiser e com a velocidade que der. Aconselho que no começo seja feita em superfície plana para não haver desgaste muscular e articular logo na largada.

Terceiro passo

Manter a constância. Esse é um dos quesitos mais importantes e, também, um dos mais difíceis de se alcançar; mas você consegue, sem dúvida alguma. Para manter o ritmo de atividade física constante, é necessária uma sincronia entre os horários de treino e os compromissos. Uma forma que encontrei foi ter uma agenda com meus horários e tarefas da medicina, com uma planilha de treinos, para não fazer aleatoriamente. De nada adianta marcar de correr ao meio-dia se naquele horário você pega sua filha na escola ou está no trabalho. Planeje de acordo com seus horários, mas acredite que boa vontade, determinação e disciplina são fundamentais. Se não realizar o treino de pedalada pela manhã, por exemplo, tente fazê-lo mais tarde; o mesmo ocorre em relação à corrida e à natação. Não se desespere e não venha com essa que não tem tempo. Eu era chefe de uma UTI, dava plantão em mais duas, tinha consultório e família, assim mesmo treinava e competia.

Para refrescar a memória e contar um pouco da minha história de vida profissional e atividade física, eu morava em Orlando, na Flórida, antes de ir para a Califórnia, e trabalhava num hospital especializado em trauma chamado Orlando Regional Medical Center. Esse hospital é referência na Flórida Central para o tratamento de pacientes politraumatizados graves; a UTI era supermoderna, e nosso time de primeira linha. Perto de Orlando, há uma cidade chamada Clermont, onde se realizam várias competições, desde o Short Triathlon até o Ironman. Eu treinava e competia muito nessa cidade, inclusive alguns amigos brasileiros, como Ronaldo Mattar, Patrícia Bertolucci, eram *habituês* dessas competições. Aí nasceu o centro olímpico americano de Triathlon.

Na época um triatleta profissional chamado Cyle Sage, por intermédio da USAT (Órgão Americano Oficial do Triathlon), inaugurou alguns cursos especiais para indivíduos da área esportiva, para tornarem-se "coaches", ou treinadores de Triathlon oficiais da USAT. Fui convidado por ele para palestrar sobre "Trauma Durante o Triathlon", numa conferência realizada na Universidade da Flórida. Resolvi, como fanático e estudioso da medicina esportiva, também participar do curso para obter o título de preparador físico e fui aprovado. A partir daí adicionei mais conhecimentos para ajudar na mudança de comportamento das pessoas, associando o bem-estar físico e mental, incrementando assim a qualidade de vida. Como médico de família, tenho uma visão holística e integrativa ao tratar o ser humano. Quantos indivíduos se sentam num consultório para buscar saúde, mas não levam a sério e não dão continuidade ao tratamento. Meu objetivo com este livro é fazer com que essas pessoas descubram uma válvula de escape eficaz e saudável para tratar o mal do século: o estresse. Agora você já tem sua planilha, parabéns! Você ultrapassou a barreira da preguiça e da vida comum. Como disse John Collins, o pai do Ironman: "Pode ser que você não vá tão rápido como o competidor da frente, mas com certeza é mais rápido do que aquele que nunca iniciou".

MOTIVAÇÃO

Uma das tarefas mais difíceis é iniciar algum processo, um fato novo, uma técnica diferente em sua vida. Normalmente as pessoas obedecem a um comportamento padrão. Dormem, acordam, trabalham, alimentam-se, dormem, procriam. Tudo sempre muito repetitivo, como robôs da era moderna. Por isso, quando se inicia um processo diferente, uma informação nova, ou mesmo uma programação de vida alternativa, podem aparecer algumas resistências naturais. A linguagem da resistência de seu corpo e de sua mente a qualquer ato novo deve ser driblada e vencida. É uma barreira a ser transposta. Os obstáculos do dia a dia podem ou não ser resolvidos de maneira proveitosa.

Quando iniciamos uma atividade física, devemos informar ao nosso cérebro que ela trará grandes benefícios ao nosso corpo e mente, por isso neste livro trago as condições ideais para o início de uma jornada, começo, paradigma de vida e de atitude. Aja, inicie, tenha motivação em continuar fazendo o que é bom para você. Não veja barreiras na manutenção do esporte ou de alguma atividade nova em sua vida. Para que dê certo, é preciso iniciar um novo processo, uma nova programação, com a qual seu cérebro ainda não está acostumado.

Visualize-se sempre fazendo o que você precisa ser feito. Com os olhos fechados, imagine-se calçando um par de tênis, vestindo-se com a roupa apropriada. Visualize-se andando rápido, agora trotando lentamente. Encha os pulmões de ar, reflita sobre o que estou falando. Com a mesma técnica você pode estar pedalando, nadando, sentindo a água em seu corpo e se beneficiando com as atividades físicas. Enxergando o bom e o ideal, sempre teremos condições de realizá-los de maneira adequada; visualização e ação são armas poderosas para uma de melhoria de vida. Não adianta só pensar e não colocar em prática. Você deve direcionar a vida para o caminho que deseja, pois é o dono de todo o universo, e ele conspira a seu favor. Saiba disso e mentalize sua ação física a partir de hoje, posteriormente aplique essa tática em todos os campos da sua vida.

No quesito motivação, reúna seus amigos e sua família, troque ideias e informações, conte a todos o que você pretende fazer, que quer mudar um pouco seu padrão e sua qualidade de vida, iniciando a prática de um esporte. A partir daí, motive-se para começar. O início é mais difícil, mas você vai ter condições de manter esse novo passo em sua vida. Lembre-se dos seus ídolos do esporte, coloque fotografias em sua sala, onde você trabalha ou mesmo no carro, e ponha os pensamentos em ordem, aqueles que podem ajudá-lo no dia a dia a colocar em prática tudo que deseja. A motivação parte de dentro de você, não de fora. Motive-se integralmente para fazer o que quer; esse é um grande começo. Quando estiver cansado, aborrecido, deprimido, triste, sem motivação nenhuma, converse com consigo mesmo, com seu cérebro; ele obedece a seus comandos. A ideia de transformar sua vida em algo melhor depende muito das ondas que ele emana. Normalmente temos de pedir a ele que nos ajude; para isso, dê ordens de comando. Motive-se! Mostre alegria e sinta felicidade. As coisas precisam partir muito do princípio da atividade, do princípio, da modernidade.

Recicle-se sempre. Saiba que felicidade é o principal a se achar e que ela está dentro de você, não em outra pessoa. Faça de si mesmo uma arma poderosa, capaz de agir nos momentos mais importantes. Se nos lembrarmos dos grandes jogos, principalmente das finais, veremos atletas que estavam ganhando, perderam a motivação e foram derrotados. O contrário também é verdade, atletas que estavam perdendo as partidas, de repente, começam a acertar os pontos, a ganhar emoções, força interior e motivação.

Vejo duas condições atreladas: a motivação e a visualização. Pratique-as diariamente. Visualize-se bem e motive-se a fazer algo, novamente colocando em ação todo seu potencial. Você não vai se arrepender! Seu cérebro sempre vai perguntar: "por que estou eu fazendo esse tipo de atividade?". Responda que os benefícios do esporte são muito grandes: "Eu vou perder peso, vou ficar melhor, vou ficar mais bonito ou mais bonita, vou me relacionar, 'transar', trabalhar e viver melhor".

Essa resposta é a resposta principal: "Vou viver com mais qualidade, com um comportamento mais adequado e uma saúde melhor". O que nos interessa é viver com saúde, felizes, e em paz, e isso depende muito de nossas ações. Optando por uma vida mais ativa, vamos nos ajudar muito.

Como já disse, os hormônios e neurotransmissores aumentados em nosso cérebro funcionam como verdadeiras alavancas de progresso, proporcionando um estado de euforia, alegria e plenitude acima da média. Essas são as explicações que você deve dar ao seu cérebro; e ele vai obedecer. Motive-se diariamente! É uma obrigação que hoje coloco em suas mãos. Não faça nada contra a sua vontade, mas saiba que ela depende de suas ordens, colocadas dentro do seu cérebro. Se você comandá-lo para agir de maneira ordenada, ele progressivamente vai responder à sua vontade.

Não deixe que pareceres ou palavras negativas vindas de outras pessoas alterem seu comportamento diante dessas novas imposições. Como exemplo, cito o caso de alguns clientes obesos que começaram a fazer atividade programada. A maioria dos amigos não fazia absolutamente nada; pelo contrário, continuava a beber, a fumar e ganhar peso. Todos caçoavam e ridicularizavam o novo comportamento adotado. Basta dizer que isso funciona como uma epidemia; em breve, você também vai voltar a fazer coisas que fazia antigamente, como fumar. Se estiver parando de fumar ou beber e continuar a frequentar a roda de amigos que fumam e bebem, dificilmente você conseguirá obter resultados positivos. Se quiser mudar seu comportamento para melhor, a motivação que terá que apresentar é acima do normal. Logo, o ciclo de amizades certas funciona de maneira muito positiva. Alterar a programação da vida não é muito fácil, mas é possível. Peça ajuda a seus amigos para o incentivarem, e não o contrário. Mesmo em casa, com a família, a motivação pode surgir de fatos corriqueiros, como quando, no café da manhã, o filho pergunta ao pai quantos quilômetros ele vai correr ou que esporte vai fazer e diz que ele está ficando bem melhor. Tudo isso se chama motivação.

No trabalho, fale com os colegas que precisa melhorar e que eles também precisam. Cada ser humano funciona como uma célula que pode ajudar essa grande corrente do universo. Temos que ajudar nossos amigos, funcionários, colegas, nossa sociedade, enfim, tudo tem de partir de um princípio, que é a boa vontade, a motivação.

Logo que começar a obter resultados, verá grande diferença, o que fará com que continue a praticar o que vem fazendo. Mantenha sua motivação viva e acesa. Sabemos que os efeitos do exercício sobre o corpo só serão benéficos se os mantivermos por um período longo. Por isso, sempre digo que, mudando o comportamento e associando-o a uma boa qualidade de vida, teremos uma saúde eterna.

Compreendo que fazer isso do dia para a noite é muito difícil e que obter uma mudança, em 100% das vezes, também o é; mas não é impossível. As palavras-chaves são autodisciplina, autoestima e determinação. A disciplina é fundamental em qualquer estágio de vida; sem ela não trabalhamos, não nos alimentamos e não vivemos. Seja disciplinado, mantenha suas metas vivas e reais e atualize-se cada vez mais.

Marque num calendário o dia em que você iniciou, o horário em que você vai cumprir metas e de que maneira; estabeleça regras básicas para obter os resultados. Desde que existimos, temos obrigatoriamente de cumprir metas. A própria vida é uma meta. Saiba ser claro ao organizá-las, tenha ânimo para colocar as coisas em dia. Às vezes a máquina humana não está apta a desenvolver novos avanços, mas acredito que isso pode ser secundário a problemas físicos ou psíquicos.

Por essa razão, acredito ser de suma importância uma avaliação médica bem-feita. Muitas vezes, podemos ter doença física, como o hipotireoidismo (quando a glândula tireoide não funciona apropriadamente), ou psicológicas, como estados depressivos. A partir do diagnóstico e tratamento, novos horizontes podem se abrir. Medicação, aliada à reavaliação, é uma importante ferramenta para ter sucesso em suas metas.

Em suma, o conjunto de fatores é que vai ajudá-lo a chegar a seu ponto ideal; porém, sem mentalização e motivação, não chegaremos a nenhum lugar. Nada é fácil, nada é de graça; tudo é difícil, mas, ao mesmo tempo, depende muito de nossas armas, que estão em nosso cérebro, que é comandado por nós. Atraia "sorte" para as coisas que faz. Tenha força, dedicação e disciplina nesse novo empreendimento de vida.

ROTINA

Neste capítulo discutirei como aderir a um programa de atividade física tanto em casa, como no trabalho. Também quero discutir como os profissionais de diversas áreas podem ajudar a desenvolver programas para disseminar essas atividades em seus respectivos habitats de trabalho.

Todos nós deveríamos incluir um programa de atividade física em nosso dia a dia para prevenir doenças e aumentar ou mesmo melhorar nossa saúde. Como vimos no capítulo anterior, pessoas motivadas a participar dessas atividades têm menos doença e são mais ativas em seu dia a dia.

Atividades

Exercícios e atividades em geral, como caminhar, correr, pedalar, nadar, remar, subir escadas, jogar tênis, *beach tennis*, futebol, *squash*, *basketball*, vôlei, ioga, musculação e escalada, são benéficos quando efetuados regularmente durante a semana. Tem-se preconizado que atividades físicas de baixa a média intensidade, quando realizadas diariamente, previnem doenças cardiovasculares e beneficiam muito a saúde. Baixa atividade física varia de 40 a 60% da capacidade máxima e é comum em jovens, pessoas de meia-idade e idosos. Estão incluídas nesse tipo passear a pé, jardinagem, trabalho de casa, dança e exercícios caseiros.

Para promover saúde, é recomendada a prática de exercícios usando grandes feixes musculares, como os do abdômen, tórax, dos braços, das pernas e costas, por 30 a 60 minutos, de três a seis vezes por semana.

Atividade física de resistência (exercícios com peso), usando de oito a dez tipos de exercícios entre 10 ou 15 repetições cada, para os músculos do braço, peito, costas, perna, ombro, deve ser realizada no mínimo duas vezes por semana.

No entanto, todas essas explanações merecem atenção especial no quesito de avaliação médica e acompanhamento por profissional da área de educação física. Para gerar saúde e qualidade de vida, você precisa ser avaliado por um clínico geral ou cardiologista do esporte. Tanto a história clínica como o exame físico são fundamentais; exames de sangue e de imagens são essenciais. Só assim poderá seguir em frente e iniciar uma atividade de que goste e com a qual se sinta bem. Aí um preparador físico entra em cena para ajudar nos treinos, intensidade e frequência.

Todos nós, médicos, trabalhando diariamente com "doença e doentes" (o doente faz a doença e escolhe como manifestá-la. Cabe a nós diagnosticar ou um ou outro), temos uma grande responsabilidade em prescrever e indicar atividades físicas.

Sou um grande aliado do programa preventivo de doenças, por isso incluo rotineiramente, em meu questionário, durante a entrevista médica, uma pergunta sobre a atividade física praticada. É de suma importância estar atento aos hábitos que podem ser mudados, controlando melhor o peso, a pressão arterial, diminuindo as gorduras do sangue e o hábito de fumar e beber.

Como médico de família, tenho a oportunidade de aconselhar e mudar o comportamento de um grupo importante de pessoas. Tenho observado que, alterando o comportamento de um membro da família, como o pai ou a mãe, todos os outros ficam surpresos e começam a participar ativamente do programa também.

Enfatizo muito a necessidade de seguir à risca um programa de reabilitação, principalmente as pessoas mais predispostas a complicações clínicas, como os diabéticos, obesos e hipertensos. Tenho conseguido, por meio da mudança de comportamento e estilos de vida, associados a programas saudáveis de atividade física, melhorar os sintomas de depressão, pânico e ansiedade, evidentemente associados à medicação e à psicoterapia; é o que denomino trabalho de equipe multiprofissional. Indivíduos portadores de doença cardiovascular, neurológica, reumatológica, respiratória e metabólica devem consultar seu médico antes de iniciar ou ampliar a atividade física.

Estou cansado de observar indivíduos que, sem o menor aconselhamento profissional, desenvolvem doenças crônicas, principalmente ortopédicas.

Pessoas sedentárias são as mais susceptíveis em adquirir problemas de saúde, por isso devem procurar aconselhamento profissional e checar ou avaliar seu estado de saúde atual antes de começar um exercício física. Nós, médicos, temos que incentivar nossos clientes a adotar um programa de atividade física saudável, nem que seja caminhar diariamente. Temos que servir de exemplo. Acredito que, desde as escolas médicas, programas de residência médica e cursos de especialização devem incutir nos estudantes e médicos a necessidade de prescrever esporte.

Mesmo em hospitais e clínicas, tenho observado a dificuldade dos clientes internados em tomar sol, caminhar e se distrair. Incentivo todos a saírem dos apartamentos ou quartos e caminharem três vezes por dia com ajuda e suporte ou de profissionais ou de familiares. As equipes de terapia ocupacional e fisioterapia nos ajudam muito a implementar essas medidas.

Condomínios residenciais

Acompanhei pessoalmente o desenvolvimento de comunidades fechadas, ou condomínios (em inglês, *gated-communities*), nos Estados Unidos; mais precisamente em Palm Springs, na Califórnia. Essa cidade é famosa pelo número de aposentados que nela residem; é setorizada em pequenas outras cidades vizinhas, como Indian Wells (onde acontece o famoso torneio de tênis), Palm Desert, Cathedral City etc. Todas geograficamente localizam-se no Coachella Valley, por onde passa a "Fenda de Saint-Andreas ou Saint--Andreas Fault", responsável por tremores de terra e terremotos frequentes.

Bem, voltando às comunidades, os idosos se reúnem em grupos, formando comunidades fechadas, com toda a infraestrutura. Na época eu era diretor do Projeto de Reanimação do Institute of Critical Care Medicine e implementava nessas comunidades programas de saúde e *wellness* (bem-estar físico e mental).

O programa de terapia ocupacional e atividade física era fator de grande importância. Presenciei, em inúmeras ocasiões, grupos de indivíduos acima de 90 anos jogando golfe. Esse esporte é muito difundido em Palm Springs, quem já visitou sabe do que estou falando. Para a publicação de um trabalho científico, precisei fazer um levantamento de quantos campos de golfe existiam nessa região, pois o instituto tinha a função de ensinar técnicas de reanimação aos seguranças desses campos; como a população que jogava era muito idosa, o tempo para chegar à vítima e iniciar o ABCD da reanimação tinha que ser inferior a dez minutos. Fiquei impressionado, pois havia um total de 110 campos de golfe na época.

A atividade física era supervisionada por uma equipe multiprofissional, com muita ênfase ao emocional do idoso, pois ocorre muito a "Empty Nest Syndrome", ou "Síndrome do Ninho Vazio", os filhos mudam geograficamente para outras cidades, deixando os pais sozinhos. A depressão é sintoma frequente nessa população, e a atividade física faz parte do programa de reabilitação.

Empresas e indústrias

Empresas, indústrias, escritórios e hospitais devem implementar programas de saúde e atividade física para seus funcionários dentro de suas dependências ou em lugares apropriados, como parques e clubes. Há evidência cada vez maior de que programas de saúde, incluindo prevenção e parada do hábito de fumar, reeducação alimentar e exercício físico no local do trabalho ou nas proximidades, não só modificam os riscos de doenças coronarianas, como também reduzem o número de faltas no trabalho, acidentes, internação hospital e dias de reabilitação.

A avaliação física e do condicionamento de funcionários deve ser prescrita com regularidade. Como os custos com saúde têm aumentado nos últimos anos, programas dessa natureza devem ser incentivados em todos os ramos de atividade que concentrem aglomeração de pessoas. Tal implementação requer planejamento, preparação e um time disposto a trabalhar para o bem da comunidade.

ONDE?

Darei neste capítulo algumas dicas para você iniciar qualquer modalidade de atividade física que possa ser executada sem restrições.

Não adianta começar um tipo de atividade que esteja fora de seu alcance ou longe de seu itinerário. Você terá que incorporar os treinos em seu dia a dia, eles passarão a fazer parte de sua rotina. O porta-malas de seu automóvel com certeza será um segundo armário; não é raro encontrar rodas de bicicleta, capacetes, luvas, tênis, toalha, água ou Gatorade no carro. Nossa "galera" é fácil de ser identificada, somente pelo que se tem dentro do carro.

A primeira dica é planejar seu dia; esse item é muito importante. Lembro que ficava angustiado e estressado, olhava o relógio o tempo todo, fazia manobras arriscadas ao volante, tudo isso para não perder o horário do treino. Quantas vezes saía suado da corrida, me vestia no carro e ia para o hospital. Aprendi, após vários anos de treino, que o planejamento é a alma do negócio.

Numa cidade grande, o trânsito é fator decisivo para realização de qualquer tarefa. Sendo assim, planejar onde o treino será realizado é crucial.

Exercite-se perto de seu local de trabalho ou de sua residência. Você economizará tempo, que é relativo para alguns e vital para outros. Não falte a seus treinos alegando que o trânsito estava ruim, que a reunião se prolongou ou que esqueceu sua planilha. Se isso passar a acontecer com frequência, você sempre encontrará uma desculpa para não treinar. O corpo em si é vagabundo; o cérebro tem que comandá-lo, não o oposto.

Planejar exige método, disciplina, força de vontade de realizar e cumprir tarefas. Sente-se com calma, pegue uma folha de papel, assinale seus horários. Determine qual o tempo disponível para você. Analise agora seu trajeto, o caminho que normalmente você faz, os bairros que cruza, partir daí escolha onde treinar. O treino tem que ser objetivo. Não adianta chegar no local determinado, ficar conversando e, de repente, constatar que não dá mais tempo. Observo isso acontecer frequentemente. As pessoas queimam etapas de seu treino por uma simples desatenção.

Treinos

Aqui falo muito em corridas, mas vale para qualquer exercício, como caminhada, ciclismo, natação, ioga, tênis, enfim qualquer atividade física.

É importante que o local escolhido para fazer a atividade física seja arejado, arborizado, longe do tráfego intenso e da poluição, porque treinar é sinônimo de saúde, respirar ar puro e não se estressar. Esse ambiente ideal é quase impossível de achar em cidades grandes e poluídas, mas faça uma forcinha e lembre que nossos pulmões vão extrair mais oxigênio, e, se esse estiver misturado com poluentes do ar, teremos que lidar com mais agentes tóxicos.

Treinar é sinônimo de desfrutar a vida. Não adianta estar mal-humorado com a vida, com o mundo. Tire proveito do que está fazendo; os benefícios para seu corpo e para sua mente são infinitos.

Caso você tenha dificuldade em sair de casa, não há desculpa para não treinar. Como fazem as pessoas que moram em locais com climas frios, com neve, há a opção da esteira, pode ser uma boa opção para você. Geralmente tem amortecedores muito bons que diminuem o impacto com o solo. Fisiologistas do exercício até recomendam a esteira na fase inicial do treino. Eu mesmo sou um usuário assíduo da esteira na academia, porque, como treino em velocidades variáveis, é muito mais fácil regular nesse aparelho do que na rua.

O treino de corrida para iniciantes deve ser encarado com caminhadas em ritmo acelerado. Caminhar com passadas rápidas, durante uma hora, é tarefa rigorosa e promove excelente condicionamento físico. Use a esteira você também; eleve o ângulo de inclinação para o grau 1, para simular a resistência que normalmente é sentida na rua.

Em casa você também pode apreciar aulas on-line de ioga, dança, exercícios funcionais, alongamento, enfim, é só querer.

Outra dica importante: mude sua rotina durante o fim de semana. Procure lugares, ruas, avenidas ou mesmo trilhas no meio do mato ou praia. Muitas vezes o que nos incomoda é a rotina estabelecida de treinar sempre no mesmo lugar todos os dias. Outra forma de vencer a rotina é achar um grupo de pessoas que possa treinar com você; socializar faz parte de achar novos caminhos em nossa vida e com pessoas que têm algo em comum: o bem-estar físico e mental.

NUTRIÇÃO

Tenho um mantra: "Alimentar-se bem não significa quantidade. A qualidade dos nutrientes e o intervalo em consumi-los é que farão de mim outra pessoa".

Acredite nisso!

Algumas pessoas que estão acima do peso se queixam de não conseguirem emagrecer, mesmo comendo uma vez ao dia. Outras alegam que tomam um cafezinho puro de manhã e só jantam à noite e, mesmo assim, continuam engordando. Há as que alegam que só comem salada e grelhados, e não conseguem perder peso.

Se pararmos um pouco e analisarmos as últimas tendências da cultura ocidental, vamos verificar que as dietas da moda fazem sucesso temporário. Você já se perguntou por que os orientais são magros e tendem à longevidade? Também já observou como as pessoas que vivem no litoral e no interior, trabalhando sol a sol, são magras? Sem falar nas que vivem na região do mar Mediterrâneo, onde encontramos um estilo de vida considerado exemplo de longevidade, saúde e qualidade de vida, com a famosa dieta do Mediterrâneo.

Qualidade de nutrientes, intervalo em consumi-los e muita atividade física.

Lembro-me de minha infância, quando passava férias na cidade natal de meu pai, Monte-Mór, perto de Campinas. Eu ficava na fazenda com meus primos, todos magros. Meus tios e tias magros.

O café da manhã era leite de vaca sem açúcar, café de coador de pano, pão feito em casa, coalhada feita em casa. Não havia presunto, salame, manteiga, nada. Eu já saía da mesa com fome.

Durante o dia, que se iniciava às 6 horas da manhã e ia até às 11 horas, que era o almoço, meus tios trabalhavam na agricultura, e meus primos e eu pescávamos, andávamos a cavalo, subíamos morro, descíamos morro etc. Às 11 horas lavávamos as mãos, sentávamo-nos à mesa, e lá vinha o almoço: salada de alface, com aquela cor verde como nunca se vê por aqui, tomates vermelhos, cenoura e cebola. Não havia azeite. Depois era a vez do arroz e feijão, todos feitos na panela de ferro no fogão à lenha. A carne era do próprio gado, com ovos das galinhas da fazenda. De sobremesa, comíamos frutas apanhadas todas na horta. Após o almoço, eu queria morrer de sono. Todos paravam e descansavam um pouco. Quando estagiei um tempo na Europa, pude entender melhor os hábitos do interior (a sesta). À tarde todos voltavam ao trabalho, e nós também. Depois do banho, nos sentávamos para o jantar; sempre serviam canja e café com leite com frutas. Voltava para São Paulo, mais magro e lépido. Cabe aqui lembrar que eles não tinham televisão, por isso podíamos conversar por mais tempo. Eu tocava violão, e meus primos tocavam acordeão. Muitas saudades desse tempo!

Outro mantra de minha autoria: "dize-me o que comes, que direi quem és e o quanto viverás".

A seguir faço um breve relato da constituição principal dos alimentos, que, você deve saber, trata-se de um tripé: carboidrato, proteína e gordura.

Carboidratos

Os carboidratos são fundamentais em nossa dieta, pois são eles que, por meio da glicose, fornecem a energia necessária para realizarmos as tarefas e atividades físicas. Os carboidratos se transformam rapidamente em glicose, e, no corpo humano, o excesso é armazenado nos músculos e no fígado como glicogênio. A glicose é fonte pura de energia; quando não é utilizada, é depositada como glicogênio no fígado, no músculo e em outras células, como reserva energética. Durante a atividade física, a glicose é queimada para produzir energia necessária para a contração dos músculos. Logo que seu nível sanguíneo cai, o glicogênio armazenado é degradado à glicose continuamente, para manter a glicemia normal. Não é interessante fazer com que os aminoácidos (unidades das proteínas) se transformem em glicose, pois são estruturas muito nobres. Se o processo de queima calórica é contínuo, temos que lançar mão das gorduras estocadas no fígado, no subcutâneo e aquela localizada entre as vísceras. Por essa razão, atletas que participam de provas longas, como o Ironman, ou treinos longos têm que manter no organismo porcentagem de gordura disponível. Se lançarem mão das proteínas musculares para gerar energia, as imunoglobulinas, diminuirão no sangue, predispondo-se a doenças infecciosas por queda da imunidade. Os carboidratos, as proteínas e as gorduras podem bioquimicamente se transformar fazendo um o papel do outro.

É interessante mencionar o valor calórico de cada constituinte: 1 grama de carboidrato gera 4,1 kcal; 1 grama de proteína também gera 4,1 kcal; já a gordura, 9,3 kcal por grama.

Infelizmente essa última é a que mais dificilmente se "doa" para formar energia. O primeiro na linha de frente é o carboidrato. Não quero entrar em detalhes sobre os carboidratos, as proteínas e as gorduras mais indicados para a dieta. Isso você encontra em manuais de nutrição. Quis salientar e enfatizar a real necessidade de se ingerir os três constituintes. Dietas milagrosas não existem.

Proteínas

São componentes essenciais em todas as células vivas. Suas unidades básicas são denominadas aminoácidos, ou seja, se quebrarmos uma molécula de proteína, damos origem aos aminoácidos, como glicina, alanina, valina, leucina, isoleucina, arginina etc.

Nosso organismo não pode sintetizar todos os aminoácidos. Alguns devem ser supridos pela dieta e são conhecidos como essenciais ou indispensáveis: valina, leucina, isoleucina, lisina, metionina, treonina, fenilalanina e triptofano.

Arginina, prolina, serina, tirosina e cistina estimulam o crescimento. Embora o organismo possa sintetizá-los, não pode provê-los em velocidades suficiente, daí a necessidade de incluí-los em nossa dieta. Outro fato que gostaria de assinalar é a existência de fórmulas no mercado denominados BCA ou BCAA, que significa "Brainched Chain Aminoacids", ou seja, "Aminoácidos de Cadeia Ramificada". Os aminoácidos desse grupo são: valina, leucina e isoleucina. A maioria dos animais não pode sintetizar esse tipo de aminoácido; são essenciais. Por isso, quando você faz alguma atividade de longa duração, há muitas vezes a necessidade de receber os BCAAs para suprir rapidamente os músculos de aminoácidos que não necessitam passar pelo fígado para serem metabolizados; eles vão direto aos músculos ajudando sua reparação.

A palavra proteína vem do grego *proteuo*: eu ocupo o primeiro lugar. É assim bem empregada, pois participa de todas as funções vitais básicas; estão presentes em todas as células, participam ativamente das contrações musculares e compõem as enzimas que catalisam a liberação de energia para a manutenção da vida. Estão presentes no sangue, para transporte de nutrientes e outras substâncias.

Na verdade, não há forma de vida sem proteínas. Como é possível alimentar-se sem esse importante elemento? Como privar seu organismo dessa substância elementar e fundamental para todas as reações químicas?

Albumina é responsável por 50 a 60% da proteína total do plasma. Ela regula as funções osmóticas do sangue e constitui uma reserva importante de proteína para o organismo, além de servir como principal veículo de transporte. Quando avalio a parte nutricional de um paciente, sempre requisito esse exame. Pessoas que não ingerem apropriadamente a albumina presente na carne e nos ovos podem desenvolver "desnutrição proteica".

Gorduras

Desempenham papel de destaque no corpo humano; são nutrientes de alto valor energético e constituem fonte de reserva para o organismo. Qualquer alimento ingerido é transformado em gordura, que é liberada para suprir nossas necessidades. A gordura do fígado é liberada muito mais rapidamente que a do tecido adiposo. Gorduras podem ser encontradas no cérebro, na membrana de tecidos e órgãos, e participam ativamente na formação de hormônios esteroides do córtex adrenal e das gônadas (testosterona, progesterona, cortisol), ácidos biliares e vitamina D.

Seu acúmulo gera doença. Por exemplo, quando por excesso o colesterol se deposita no interior dos vasos sanguíneos, inicia-se o processo de arteriosclerose. Quando se precipita na vesícula biliar, forma cálculos ou pedras na vesícula.

Não podemos esquecer que a gordura, como explicado anteriormente, é parte fundamental de uma dieta balanceada, por isso uma dieta sem gordura nenhuma é altamente prejudicial.

Citarei agora os carotenoides, um tipo de gordura constituinte dos "alimentos funcionais"; eles contêm coloração vermelha ou amarela. Os pigmentos do tomate "licopenos" e da cenoura "alfa e betacarotenos" são vermelhos; muitos carotenoides portadores de oxigênio são amarelos (xantofilas). Sendo pigmentos, os carotenoides participam da fotossíntese (transformam CO_2 em O_2). São componentes estruturais e funcionais dos cloroplastos juntamente com a clorofila.

Nos homens, os betacarotenos são provitaminas A (precursores da vitamina A); o alfa caroteno dá origem à xantofila da folha, já o pigmento do milho, zeaxantina, é um betacaroteno.

O betacaroteno dá origem também à Asta xantina, encontrada entre os crustáceos e responsável pelo vermelho das lagostas cozidas. Finalmente temos o tocoferol, a filo quinona, a ubiquinona e plastoquinona, todos oriundos de lípedes denominados isoprenoides.

O alfa tocoferol é a vitamina E, considerada a vitamina da "potência sexual". A filo quinona é a vitamina K, que auxilia na coagulação sanguínea.

A ubiquinona é a coenzima que age na cadeia respiratória, auxiliando no transporte de elétrons e NA formação de energia dentro de uma organela celular chamada mitocôndria.

A plastoquinona auxilia na fotossíntese.

A pergunta que faço a você que acredita nas dietas rigorosas: comer gordura em boa quantidade e qualidade faz mal?

Alimentos funcionais

Qualquer alimento ou ingrediente que possa proporcionar um benefício à saúde, além dos nutrientes tradicionais que contém, é definido como um alimento funcional.

O termo foi introduzido, pela primeira vez, no Japão, em meados dos anos 1980, e se refere aos alimentos processados que contêm ingredientes que auxiliam funções específicas do corpo, além de serem nutritivos.

Achei importante apresentar esse grupo de alimentos, porque, em minha experiência, eles diminuem doenças, promovem saúde e reduzem custos com assistência médica.

Hipócrates, há cerca de 2.500 anos, já mencionava "deixe o alimento ser teu remédio e o remédio ser teu alimento". Dessa maneira os alimentos nutricionais, além de satisfazerem as necessidades nutricionais básicas, proporcionam um benefício fisiológico adicional.

Alimentos funcionais provenientes dos vegetais

Tem-se dado muita importância, na medicina atual e em fisiologia da nutrição, às dietas baseadas em vegetais, sobretudo porque reduzem o risco de doenças crônicas, particularmente o câncer. Estudos multicêntricos epidemiológicos mostram que o risco de câncer em pessoas que consumiam dietas ricas em frutas e vegetais foi reduzido à metade em comparação às pessoas que consumiam pouco esses alimentos. Nos vegetais podemos encontrar substâncias químicas que, dentro do nosso organismo, passam a ser biologicamente ativas; são conhecidas como "fitoquímicos".

Aveia

A ação da aveia em nosso organismo é a diminuir o colesterol total e a fração LDL, a fração maléfica do colesterol. A aveia possui fibras solúveis de B-Glucan, que reduzem o colesterol e, consequentemente, o risco de doenças cardíacas e coronarianas. Assim, um alimento que traga a marca "promoção de saúde" deve conter 13 gramas de farelo de aveia, *oat bran*, ou 20 gramas de farinha de aveia, *oatmeal*, fornecendo cerca de 1 grama de B-Glucan por porção. No momento pede-se para incluir a fibra *psyllium* para promover saúde conjuntamente com a aveia.

Soja

A soja desempenha um papel preventivo e terapêutico em relação a doença cardiovascular, câncer e osteoporose, bem como traz alívio dos sintomas da menopausa. Foi realizado um estudo de meta-análise, em 1995, com 143 pessoas, em que o emprego da proteína da soja resultou em reduções significativas do colesterol total, LDL colesterol e triglicérides. Para obter-se esses efeitos, seria necessária a ingestão de 25 gramas de soja diariamente. As isoflavonas vêm sendo estudadas e já são consideradas o componente específico responsável pelo efeito benéfico da soja em diminuir o colesterol, embora não tenham reproduzido o mesmo efeito em alguns estudos realizados. Os efeitos da soja em baixar os níveis do colesterol ainda não estão completamente elucidados.

Sua ação anticâncer tem sido bem documentada, principalmente por substâncias como protease, fitosteróis, saponinas, ácidos fenólicos, ácidos fíticos e isoflavonas. Dentre as isoflavonas, a genisteína e a daidiseína são notáveis, porque a soja é a única fonte dietética significativa desses componentes. O desenho da molécula das isoflavonas é muito parecido aos esteroides estrogênicos, assim elas podem agir como antiestrógenos por competir com os estrogênios endógenos de ocorrência natural. Isso explica por que populações que consomem quantidades significativas de soja têm risco reduzido de câncer dependente de estrógeno. Entretanto, dados epidemiológicos mais recentes sobre a ingestão de soja e o risco de câncer são inconsistentes. Também tem sido notificado o efeito da soja em beneficiar o metabolismo dos ossos; ela aumenta a densidade óssea na coluna lombar, se ingerida na quantidade de 40 gramas de proteína por dia. Outro efeito benéfico é a diminuição dos sintomas da menopausa, como ondas de calor, suores noturnos e mal-estar geral.

Linhaça

Entre os principais óleos extraídos de semente, o óleo de linhaça contém o maior conteúdo do ácido graxo ômega 3. Como já expliquei, é um ácido linolênico. Cabe salientar que pesquisas atuais têm dado muito valor a fibras conhecidas como lignanas. As duas lignanas primárias do corpo humano são o enterodiol e seu produto oxidado, a enterolactona; são formadas no trato intestinal pela ação bacteriana sobre precursores da lignana vegetal. A linhaça é a fonte mais rica de precursores de lignana de mamíferos, por isso pode desempenhar um papel na prevenção de cânceres dependentes de estrógenos. Tem-se tentado demonstrar que a linhaça também é importante para a prevenção e redução dos riscos do câncer de mama, glândula mamária e cólon, além de seus efeitos em reduzir o colesterol total e o LDL.

Tomate

Recentemente o grande interesse no tomate é que ele apresenta uma substância denominada licopeno, um carotenoide primário cujo papel é reduzir o risco de câncer. Num estudo de corte prospectivo com mais de 47 mil homens, aqueles que consumiram produtos à base de tomate dez vezes ou mais por semana, tiveram menos da metade do risco de desenvolver câncer de próstata avançado. O curioso é que o licopeno é o carotenoide mais abundante na glândula prostática; ele também deve agir preventivamente nos cânceres de mama, trato-digestivo, colo uterino, bexiga e pele e possivelmente pulmão. Seus efeitos anticancerígenos estão relacionados a suas funções antioxidantes. O licopeno é o mais eficiente extintor de oxigênio isolado em sistemas biológicos.

Alho

O alho tem sido muito estudado na literatura médica, por isso é a segunda erva mais vendida nos Estados Unidos nos últimos anos. Seus benefícios para a saúde incluiriam prevenção do câncer, propriedades antibióticas, anti-hipertensivas e redutoras do colesterol. O sabor e o odor característico do alho se devem ao enxofre, que provavelmente é responsável pelos vários efeitos medicinais atribuídos a esta planta. O bulbo de alho intacto contém um aminoácido inodoro, a alina, que é convertido pela alinase em alicina quando o dente de alho é moído. A alicina é responsável pelo odor característico do alho fresco, ela se decompõe para formar numerosos compostos que contêm enxofre; este é que tem sido investigado por suas atividades químico-preventivas. Têm sido propostos efeitos benéficos do alho em relação a cânceres do cólon em mulheres depois da menopausa, câncer de estômago e na prevenção de doenças cardiovasculares, mediante a diminuição da pressão arterial. Seus efeitos cardioprotetores são provavelmente devidos ao efeito de reduzir o colesterol.

Brócolis e outros vegetais

Tem sido relatado que o consumo de repolho, brócolis, couve-flor e couve de bruxelas diminui o risco de câncer. Atribui-se esses efeitos anti-carcinogênicos ao nível elevado de glicosinolatos em sua constituição. Esses glicosinolatos, sob a ação de uma enzima chamada mirosinase, encontrada em células vegetais, se transformam em isotiocianatos e indóles, substâncias estudadas no combate ao câncer de mama.

Frutas cítricas

Diversos estudos epidemiológicos citam as frutas cítricas como protetoras de uma variedade de cânceres humanos. Apesar de serem principais fontes de vitamina C, solato e fibras, seu componente anticân-cer é um fitoquímico conhecido como limonoide. Para termos uma ideia, um metabólito dos limonoides, mais precisamente o álcool perrilil, está atualmente sendo submetido à fase 1 de ensaio clínico em pacientes com tumores malignos avançados.

Chá

O chá é a segunda bebida mais consumida no mundo, perdendo ape-nas para a água. Os elementos do chá mais estudados são os constituintes polifenólicos, particularmente do chá verde. As catequinas são os polifenóis predominantes e mais significativos do chá. As quatro principais catequinas do chá verde são epigalocatequina-3-galato, epigalocatequina, epicatequi-na-3-galato e epicatequina. Os benefícios mais bem estudados do chá são seus efeitos quimiopreventivos contra o câncer, entretanto a maioria dos estudos até hoje realizados com as substâncias químicas do chá encontra dificuldade em demonstrar sua atividade e benefício ao corpo humano.

Uma revisão mais recente sugere que os benefícios do consumo de chá são restritos a uma ingestão grande em populações de alto risco, ou seja, cinco ou mais xícaras de chá verde por dia está associado a uma diminuição de recorrência do câncer de mama. Há alguma evidência de que o consumo de chá também pode reduzir os riscos de doenças cardiovasculares, efeito atribuído aos flavonoides, presentes no chá também.

Café

O café tem sua origem na Etiópia e vem da palavra *gahwa*, que em árabe significa "vinho". O vinho da Arábia. Suas propriedades energéticas são conhecidas a milênios, e a primeira citação dessa propriedade foi com pastor de ovelhas que reparou que seus carneiros ficavam muito excitados e corriam sem parar ao ingerir folhas e as frutas do cafeeiro. Ele próprio e um monge da região comprovaram essa propriedade ao experimentar essa infusão.

Aqui no Brasil consumimos 20 milhões de sacas de café por ano, cerca de 173 bilhões de xícaras. Somos o 14º país que mais consome café por habitante do mundo, sendo a Finlândia a líder mundial de consumo, com três a quatro xícaras de café por dia.

Em geral, a dose diária de cafeína recomendada para que a bebida tenha efeitos positivos no organismo é de 100 a 400 miligramas, uma a cinco xícaras pequenas.

A substância que confere as propriedades farmacológicas do café é a cafeína. Outras substâncias também são encontradas e conferem efeitos positivos, como polifenóis, tocoferóis, teobromina, teofilina e o ácido clorogênico.

Juntas, essas substâncias promovem uma série de efeitos no corpo humano, tais como: baixo risco de doenças crônicas, incluindo câncer (cólon, próstata e mama), diabetes tipo 2, infarto e acidente vascular cerebral. Promovem também emagrecimento, aumento de energia e performance física; ajudam os músculos respiratórios; melhoram do humor, o desempenho cognitivo, intelectual e memória; agem na prevenção do envelhecimento e de determinados tipos de demência, por aumentarem a neuroplasticidade e neuroproteção; têm ação antioxidante, anti-inflamatória; melhoram o ritmo intestinal e são diuréticas, por isso aconselho aos bebedores contumazes de café beber mais água durante o dia.

Vinho e uvas

Há uma evidência crescente de que o vinho, particularmente o tinto, pode reduzir os riscos de doenças cardiovasculares. A França, em particular, tem uma taxa relativamente baixa de doenças cardiovasculares, apesar da dieta rica em gordura proveniente dos laticínios. Apesar de o álcool ser responsável por aumentar o colesterol HDL, investigações mais recentes têm focalizado os componentes não alcoólicos do vinho, em particular os flavonoides. O conteúdo fenólico do vinho tinto é cerca de 20 a 50 vezes mais alto do que o do vinho branco, devido à incorporação das cascas da uva na fermentação do suco de uva durante a produção. Foi demonstrado que uvas pretas sem sementes e vinhos tintos, como o Cabernet Sauvignon e o Sirah, contêm altas concentrações de fenólicos em relação às uvas verdes. É ainda atribuída aos efeitos positivos do vinho tinto a capacidade das substâncias fenólicas de prevenirem à oxidação do LDL, um evento crítico no processo da aterogênese. Apesar dos benefícios do consumo do vinho sobre a redução de doenças cardiovasculares, um recente estudo prospectivo com 128 mil pessoas, no norte da Califórnia, concluiu que o benefício do consumo de álcool sobre o risco coronário não esteve apenas associado ao vinho tinto, mas também a outras bebidas alcoólicas. O consumo moderado de vinho também tem sido associado à diminuição do risco de degeneração macular relacionada à idade. O suco de uva comercial é eficaz em inibir a oxidação de LDL isolado em amostras humanas. O vinho também é uma fonte significativa de trans-resveratrol, uma fitoalexina encontrada na casca da uva. Além disso, tem sido demonstrado que o resveratrol possui propriedades estrogênicas que podem explicar, em parte, os benefícios cardiovasculares do ato de beber vinho; ele tem demonstrado uma capacidade de inibir a carcinogênese in vivo.

ALIMENTOS FUNCIONAIS PROVENIENTES DE ANIMAIS

Citarei brevemente alguns componentes ativos fisiologicamente encontrados em produtos animal que merecem nossa atenção.

Peixes

O óleo de peixe é rico em ácidos graxos ômega 3, que são ácidos graxos poli-insaturados, que previnem doenças, como o infarto e acidente vascular cerebral. Isso foi relatado, pela primeira vez, quando se observou que esquimós tinham baixas taxas de doenças cardiocirculatórias, apesar de consumirem uma dieta rica em gordura.

Probióticos e prebióticos

Os probióticos são definidos como micróbios vivos, ingeridos como suplementos, que afetam de maneira benéfica nosso microbiota, ou seja, melhoram o equilíbrio microbiano intestinal. O microbiota é constituído por uma grande variedade de fungos, bactérias, vírus e outros microrganismos.

Povoam nosso intestino participando ativamente de nossa digestão, conferindo-nos imunidade e qualidade de vida. Várias espécies de bactérias, separadas em duas grandes categorias, habitam o trato gastrintestinal humano e formam nosso microbiota. As categorias são: as consideradas benéficas, como os lactobacilos, e as consideradas maléficas, como as enterobactérias. Embora uma variedade de benefícios à saúde tenha sido atribuída aos probióticos, suas ações mais importantes são as de combater o câncer de cólon, baixar níveis de colesterol, melhorar a imunidade celular e química, bem como ter efeito antialérgico e antagonistas da flora de bactérias patogênicas. Além dos probióticos, cito os prebióticos, ingredientes alimentares não digeríveis que afetam o hospedeiro por estimular o crescimento de bactérias no cólon e, desse modo, melhorar a saúde do hospedeiro. Podemos incluir féculas, fibras dietéticas, outros açúcares não absorvíveis, álcoois do açúcar e oligossacarídeos. Esses últimos são encontrados em frutas e vegetais, como banana, alho, cebola, leite, mel e alcachofra.

Atualmente já existe o conceito de simbiótico, ou seja, a associação de um probiótico a um prebiótico. Vários produtos podem ser encontrados, no Brasil e no mundo, com essa associação. Procure sempre um médico e nutricionista para uma orientação e saber de sua real necessidade em consumir esses produtos ou de qualquer outro suplemento.

SUPLEMENTOS E VITAMINAS

Neste capítulo, menciono noções básicas sobre esse vasto assunto. Não entrarei nas particularidades de vários suplementos e vitaminas existentes hoje no mercado, pelo número infinito de possibilidades, darei apenas um empurrão inicial para você que deseja iniciar sua atividade física diária e quer saber um pouco mais sobre o assunto.

Antes de mais nada, uma alimentação rica em cereais, legumes, frutas, verduras, carnes, ovos, leite ou derivados certamente fornecerá todos os nutrientes necessários para sua saúde. Porém, se seu objetivo é treinar forte, participar de competições e melhorar sua performance, os suplementos podem ser usados. Não confunda suplemento alimentar com droga anabolizante. Os suplementos existem para ajudar a otimizar os efeitos da sua atividade física, ganho ou perda de peso. Esses produtos são alimentos industrializados que contêm doses amplificadas de todos os nutrientes necessários para o bom desempenho do atleta. Já os anabolizantes são drogas sintéticas, muitas vezes hormônios, que desestabilizam toda a parte bioquímica e podem levar a uma lesão de órgãos, muitas vezes irreversível.

Basicamente o princípio dos suplementos é contribuir para aumentar a massa muscular, fornecer energia extra e evitar o catabolismo (utilização da proteína do músculo para o corpo, causando perda da massa muscular obtida).

Suplementos alimentares proteicos

Proteínas ou hiperproteicos: a clara do ovo é geralmente usada em suplementos à base de proteína, isso evita o colesterol e a gordura encontrados na gema. Pode ser tomada de manhã e antes de dormir, antes e depois do treino.

Whey Protein: é a proteína do soro do leite associada a nutrientes. Muito rica em BCAA e glutamina. É concentrada e contém a maioria dos aminoácidos essenciais necessários à síntese proteica. Promove a reparação muscular após treinos intensos, previne o catabolismo e a sarcopenia, impulsionando os níveis de força, e melhora a imunidade. Existem vários tipos de *whey protein*, entre eles o isolado e o concentrado. O primeiro contém 90%

ou mais de proteínas e pode ser ingerido por pessoas intolerantes à lactose, o concentrado contém cerca de 80% de proteína e apresenta melhor custo/ benefício. Como sempre digo: cuidado com os excessos, principalmente para não sobrecarregar seus rins. Tome sempre muita água.

Proteína da soja: mais fraca que as demais, para quem tem problemas hepáticos e renais ou pessoas que não comem proteína animal. Contém glutamina, arginina e BCAA. É rica em isoflavonas, que promovem saúde geral, pois têm a capacidade de decrescer os níveis do mau colesterol e triglicérides.

Barrinhas de proteína: alimento com alto teor de proteínas e carboidratos. Pode substituir refeições intermediárias. É uma fonte rápida de energia e ganho de massa.

Suplementos aminoácidos – BCAA: como já tratei desse elemento bioquímico, aqui só assinalarei que é formado de três aminoácidos: valina, leucina e isoleucina. É recomendável administrá-lo antes e logo após o treino.

Glutamina: é o principal aminoácido para o aumento de massa muscular. Aumenta a produção do hormônio do crescimento. É sintetizada no organismo, mas em dose muito pequena.

L-Carnitina: aumenta a resistência física, além dos contribuir para a definição e rigidez. Acredita-se que ela diminui a porcentagem de gordura corporal.

SUPLEMENTOS ENERGÉTICOS

Carboidrato-malto dextrina: melhora a performance no esporte. Tomado antes do treino, dá energia, é um combustível. Altamente recomendável que seja tomado após o treino para a reposição dos minerais. Pode ser tomado também durante o treino. É o carboidrato que conduz a creatina para o músculo sendo praticamente indispensável a combinação dos dois.

Creatina: indicado para atletas de alto rendimento e que necessitam manter a força muscular em várias atividades esportivas, como corridas, natação, ciclismo, esqui, e para atletas de musculação que querem otimizar a sua força e hipertrofia. Não é recomendada para pessoas com problemas cardíacos, renais e hepáticos. Pode ser tomada antes ou depois do treino, associada ou não ao uso de carboidratos, para aumentar sua assimilação no corpo humano. Indicado também para o desempenho otimizado em esportes que pedem agilidade, rapidez e resistência.

VITAMINAS: CONSIDERAÇÕES GERAIS

No começo do século XX, sabia-se que os alimentos continham proteínas, carboidratos, gorduras, sais inorgânicos e água; bem como se acreditava que esses elementos faziam parte de 100% de nossa dieta. Em experimentos posteriores, com oferta das mesmas quantidades de proteínas, carboidratos e gorduras aos animais, observou-se que esses animais morriam com uma série de transtornos nutricionais. Essas experiências indicaram que, além dos compostos já de reconhecimento universal, havia a necessidade de se consumir algo a mais que a dieta não estava fornecendo. Esses compostos desconhecidos passaram a denominar-se "fatores nutritivos acessórios".

Em 1911, Funk isolou um desses fatores, que possuía amina em sua constituição, e passou a denominá-lo fator de amina vital, ou vitamina.

As vitaminas são essenciais para manter a saúde e o crescimento. Infelizmente algumas não podem ser sintetizadas ou feitas no próprio organismo, razão pela qual temos que ingeri-las sob forma de alimentos. Nesses elas se encontram em concentrações muito pequenas, são compostos orgânicos de estrutura química variada. Sua carência se traduz em doenças sistêmicas com os mais variados sintomas. Elas atuam nos sistemas enzimáticos, fazendo parte do metabolismo das coenzimas, e assumem um papel parecido com os dos hormônios, nas vias metabólicas e processos fisiológicos.

Inicialmente só se conheciam dois fatores vitamínicos. Um deles era solúvel em gorduras e o outro, em líquidos. O primeiro foi batizado de Fator Lipossolúvel A, o outro foi denominado Fator Hidrossolúvel B. Posteriormente descobriram-se outros fatores, assinalados com letras (C, D, E) seguindo a ordem alfabética. Em alguns casos, como é o da vitamina K, o nome corresponde à inicial de sua função principal, que é Koagulation em danês, o idioma do seu descobridor. Posteriormente, descobriu-se que o fator B tinha um conjunto de substâncias diferentes, então começou a se designar o complexo B com números, B1, B2, B6, B12 etc.

Podemos, além de denominar as vitaminas por letras e números, fazê-lo com o nome bioquímico. Por exemplo, a vitamina B12 é a Cianocobalamina; a vitamina B1 como Tiamina; a vitamina B2 é a Riboflavina; e assim por diante.

Sem elas nosso organismo não seria capaz de aproveitar os elementos construtivos e energéticos dados pela alimentação. Para recordarmos, as vitaminas devem ser ingeridas por meio da alimentação, porque o organismo humano não pode sintetizá-las.

Uma exceção a essa regra é a vitamina D, que pode se formar na pele pela exposição ao sol, e as vitaminas K, B1 e B12 e Ácido Fólico, que se formam em pequenas quantidades na flora intestinal.

Com uma dieta equilibrada e abundante em produtos frescos e naturais, podemos suplementar as vitaminas necessárias sem necessidade alguma de ingerir suplementos e vitaminas extras.

Durante uma atividade física intensa, as necessidades biológicas do organismo passam a requerer doses maiores dessas substâncias, o que também ocorre na infância, na gravidez e na terceira idade. Os indivíduos tabagistas e que ingerem álcool ou drogas provocam maior gasto de vitaminas, por isso necessitam suplementar sua dieta ou ingerir vitaminas a mais.

Gostaria de deixar claro que as vitaminas sintéticas não podem substituir as orgânicas, ou seja, aquelas que estão e que fazem parte dos alimentos ou extraídas de produtos naturais, porque, na maioria dos casos, elas não apresentam a mesma configuração espacial, trocando assim suas qualidades e propriedades.

Existem dois tipos de vitamina: as hidrossolúveis e as lipossolúveis. Essas últimas podem ser divididas em A, D, E K e apresentam esse nome porque se dissolvem em azeites e em gorduras. Já as hidrossolúveis, por exemplo o complexo B e a vitamina C, se dissolvem em água.

Vitaminas hidrossolúveis

Caracterizam-se por se dissolverem em água. Parte das vitaminas hidrossolúveis se perdem quando se preparam os alimentos, pois são destruídas com o calor. Elas não se armazenam no organismo, e seu excesso é excretado pela urina. Por essa razão, temos que ingeri-las frequentemente, não podendo permanecer sem sua suplementação por alguns dias.

Vitamina C ou ácido ascórbico

Encontra-se nos vegetais frescos. Sua carência produz o escorbuto, mas atualmente essa doença é muito rara. Por ser uma vitamina solúvel em água, perdemos muita quantidade durante o dia, por isso precisamos suplementá-la sempre. Atua no organismo como transportadora de oxigênio e hidrogênio e altera certos tipos de aminoácidos, ácido fólico e do ferro. Apresenta ainda efeitos antioxidantes e é decisiva na formação de processos de desintoxicação no fígado. Ela é muito sensível à luz e à temperatura ambiente. Para se ter uma ideia, um suco de laranja natural perde o conteúdo de vitamina C entre 15 e 20 minutos após ser preparado, também é perdida nas verduras quando as cozinhamos. Um dos primeiros sintomas que apresentamos em sua deficiência é cansaço, irritação e dor nas articulações. A necessidade de ácido ascórbico torna-se maior durante a gravidez, em pessoas que fumam e em pessoas que têm estresse contínuo. Por incrível que pareça, a fruta que mais contém quantidade de vitamina C é o Kiwi, com 500 mg a cada 100 g da fruta. Em seguida vem a goiaba com 480 mg e depois o pimentão. O limão só tem 80 mg por 100 g de fruta, e a laranja apenas 50 mg por 100 g. Então, se você quiser suplementar sua vitamina C, coma bastante Kiwi e goiaba, em vez de chupar laranja e limão.

Vitamina B1 ou tiamina

É necessária para desintegrar os carboidratos e aproveitar seus princípios nutritivos. A principal fonte de vitamina B1 e a maioria das vitaminas do complexo B são os cereais e os grãos integrais. O grande problema dos países industrializados é a produção de farinha branca e industrializada e cereais refinados. Com isso, existe um déficit nutricional importante. Uma carência dessa vitamina pode dar lugar a uma doença chamada beribéri, frequente em certos países asiáticos, onde o único alimento disponível é arroz branco. O déficit dessa vitamina acarreta também transtornos cardiovasculares, com braços e pernas adormecidos, sensação de pressão no peito, podem aparecer ainda alterações neurológicas ou psíquicas, como cansaço, perda da concentração, irritabilidade e depressão. O fumo e o álcool reduzem a capacidade de assimilação desta vitamina. Pessoas que bebem e fumam ou que consomem muito açúcar necessitam mais de vitamina B1. Os alimentos que mais contêm a vitamina B1 é a levedura de cerveja, em seu extrato seco, e ovos.

Vitamina B2 ou riboflavina

Participa nos processos de respiração celular, desintoxicação hepática, desenvolvimento fetal e manutenção da capa ou membrana dos nervos. Também ajuda no crescimento, na reprodução e melhora o estado da pele, das unhas e dos cabelos. Encontra-se principalmente em carnes, pescados e alimentos ricos em proteínas, e sua carência se manifesta por lesões na pele, mucosas e olhos. Os vegetarianos ou pessoas que aderem a uma dieta vegetariana, sem ovos e leite, e não tomam suplemento de levedura de cerveja nem gérmen de trigo, com os fumadores crônicos e bebedores, são as que mais sofrem deficiência de vitamina B2. Os alimentos que mais têm vitamina B2, ou riboflavina, são: vísceras, levedura de cerveja, germe de trigo e coco.

Vitamina B3 ou niacina

Importante para o metabolismo dos carboidratos, das gorduras e das proteínas. É pouco frequente encontrar um caso carencial de vitamina B3, já que, em nosso organismo, ela é produzida em pequena quantidade, vinda do triptofano, aminoácido que forma parte de muitas proteínas que tomamos numa alimentação mista. Porém, em países do terceiro mundo, onde a alimentação é à base de farinha, aparece a doença chamada pelagra, caracterizada por dermatite, diarreia e demência, os três D's da Pelagra. Alimentos ricos em vitamina B3, ou niacina, são levedura de cerveja, trigo e fígado.

Vitamina B5 ou ácido pantatênico

Intervém no metabolismo celular como uma coenzima, na liberação de energia a partir de gorduras, proteínas e carboidratos. Encontra-se em grande quantidade e variedade em alimentos (*pantothen*, em grego, significa em todas as partes). Os alimentos mais ricos em ácido pantotênico são as vísceras, a levedura de cerveja, a gema de ovo e os cereais integrais. Sua carência provoca falta de atenção, apatia, alergias e baixo rendimento energético em geral. Às vezes é administrada para melhorar a cicatrização de feridas, sobretudo em cirurgias. Os aportes diários recomendados estão entre 50 e 500 mg.

Vitamina B6 ou piridoxina

É imprescindível no metabolismo das proteínas. Apresenta-se quase em todos os alimentos, tanto de origem animal como vegetal. Muitas vezes é acrescentada na dieta para melhorar a capacidade e a regeneração do tecido nervoso, bem como para aliviar os efeitos negativos da radioterapia e contra a sensação de enjoo em viagens. Os alimentos ricos em vitamina B6, ou piridoxina, são: sardinhas, nozes e lentilhas.

Vitamina B12 ou cianocobalamina

É indispensável para a formação de glóbulos vermelhos, o crescimento corporal e a regeneração dos tecidos. Seu déficit dá lugar à chamada anemia perniciosa (cansaço, palidez). As fontes mais importantes dessa vitamina são os alimentos de origem animal. Na maioria das vezes em que pessoas aderem a uma dieta vegetariana, existe uma carência importante de vitamina B12. Atualmente se confirma que a flora bacteriana do intestino grosso pode produzir uma quantidade suficiente de vitamina B12. Na realidade só se detectou essa carência em pessoas vegetarianas que não consomem ovos, nem alimentos que vêm do leite, e podem sofrer de algum problema intestinal. O consumo do álcool faz aumentar as necessidades de cianocobalamina. A vitamina B12 se une a uma proteína liberada pelo estômago chamada fator intrínseco, que permite sua absorção no intestino. Por causas genéticas, algumas pessoas podem ter problemas para produzir fator intrínseco e ficar doentes com o déficit dessa vitamina. Muitos preparados farmacêuticos para o tratamento de dores ou inflamação dos nervos contêm vitamina B12, normalmente associada às vitaminas B1 e B6.

Vitamina H ou biotina

Intervém na formação da glicose a partir dos carboidratos e das gorduras. Está presente em muitos alimentos, especialmente em frutas secas, frutas, leite, fígado, levedura de cerveja. É produzida também na flora intestinal, mas se discute sua absorção pelo intestino grosso. Uma possível causa de deficiência pode ser a ingestão da clara de ovo cru, que contém uma proteína chamada avidina, a qual impede a absorção da biotina.

VITAMINAS LIPOSSOLÚVEIS

São as que se dissolvem em solventes orgânicos, azeites e gorduras. Armazenam-se no fígado e em tecidos adiposos; em época ou em situações de desnutrição, podem ser liberadas na corrente sanguínea.

Se consumirmos vitaminas lipossolúveis em mais de dez vezes as quantidades recomendadas, elas podem intoxicar nosso organismo. Isso pode ocorrer frequentemente em esportistas, que, além de manter uma dieta equilibrada, recorrem a suplementos vitamínicos em doses muito elevadas com a ideia de que podem aumentar seu rendimento físico, o que é totalmente falso.

Vitamina A ou retinol

Está presente em todos os alimentos de origem animal; nos vegetais encontramos provitamina A em forma de caroteno. Os diferentes carotenos se transformam em vitamina A no corpo humano.

Armazenam-se no fígado, em grandes quantidades, e no tecido gorduroso da pele, das palmas das mãos e dos pés, principalmente. Destrói-se muito facilmente com a luz, com a temperatura elevada e com os utensílios de cozinha, de ferro e cobre. A principal função da vitamina A é a proteção da pele e sua intervenção no processo de visão. Também participa na elaboração de enzimas no fígado e hormônios sexuais e suprarrenais. O déficit de vitamina A produz cegueira noturna, secura nos olhos e doenças nas peles e mucosas. O excesso de vitamina A produz transtornos, como alterações ósseas, inflamações e hemorragia em tecidos diversos. O consumo de alimentos ricos em vitamina A é recomendável em pessoas propensas a adoecer de infecção respiratórias como gripe, faringite e bronquite, com problemas oculares, como fotofobia, cegueira noturna ou com a pele seca e escamosa chamada acne. Alimentos ricos em vitamina A são: víscera de animais, espinafre, manteiga, azeite de soja, atum, queijos, ovos e verduras em geral.

Vitamina D ou calciferol

É fundamental para absorção do cálcio e do fósforo. Forma-se na pele com a ação dos raios ultravioletas em quantidade suficiente para cobrir as necessidades diárias. Se tomamos sol de vez em quando, não teremos necessidade de ingeri-la na dieta. Em países que não têm muito sol e em crianças que nunca se expõem ao sol, a falta de vitamina D pode descalcificar os ossos (osteoporose), causar cáries dentárias graves e raquitismo. Alimentos ricos em vitamina D são: sardinhas, atum, queijos, margarina, champignon, ovos.

Vitamina E ou tocoferol

O papel da vitamina E no homem não está muito bem definido. Tocoferol deriva das palavras gregas *tocos*, que significa nascimento, e *pherein*, que significa transportar. O nome foi dado para ressaltar seu papel essencial na reprodução das várias espécies animais. A principal função dessa vitamina é a proteção dos tecidos do corpo de reações que os danifiquem (peroxidação), as quais surgem a partir de muitos processos metabólicos normais e agentes tóxicos exógenos. Então, a vitamina E protege as membranas biológicas, tais como as encontradas nos nervos, músculos e sistema cardiovascular, ajuda a prolongar a vida dos glóbulos vermelhos e ajuda o organismo a utilizar a vitamina A. Tem sido utilizada no tratamento de doenças neuromusculares progressivas, função imunitária, doenças trombóticas, prevenção de doenças cardiovasculares, proteção das lipoproteínas contra a oxidação. Parece proteger contra os danos provocados pela poluição ambiental e pelo fumo de cigarros. É encontrada em óleos vegetais, principalmente amendoim, soja, milho, girassol e gérmen de trigo. Fontes secundárias são: nozes, sementes, grãos inteiros e vegetais de folhas verdes. Alguns elementos básicos, como o leito e os ovos, contêm pequenas de alfa tocoferol.

Vitamina K

É necessária para o mecanismo da coagulação sanguínea. É essencial para a síntese da protrombina, uma proteína que converte o fibrinogênio solúvel em fibrina, o componente principal de um coágulo sanguíneo. As melhores fontes de vitamina K na dieta são os vegetais de folhas verdes, como: folhas de nabo, espinafre, brócolis, couve e alface. Outras fontes ricas são a sementes de soja, fígado de vaca e chá verde. Boas fontes incluem gema de ovo, aveia, trigo integral, batatas, tomates, aspargos, manteiga e queijo. É encontrada em níveis menores na carne de vaca e de porco, no presunto, no leite, na cenoura, no milho, na maioria dos frutos e em muitos outros vegetais. A vitamina K2, que tem cerca de 75% da força da vitamina K1, é sintetizada por bactérias no trato intestinal dos seres humanos e de vários animais.

Para finalizar, procure sempre um médico e um nutricionista para uma orientação segura e eficiente na hora de consumir qualquer suplemento e vitamina.

LESÕES

A prevenção de lesões secundárias à prática de exercício físico consiste num dos itens primordiais para a prática saudável de qualquer atividade, recreacional ou competitiva.

Para quem vai iniciar uma atividade, dou o seguinte conselho: comece de forma gradativa, sem pressa em obter resultados, com orientação e supervisão. Funciona como aprender a ler. Dia a dia ganha-se experiência. As principais lesões dão-se por movimentos repetitivos, impacto, fraqueza muscular, tendinosa e ligamentar. Os movimentos executados de maneira sequencial podem ser realizados de maneira errada e repetitiva durante dias, meses, muitas vezes anos. Um movimento malfeito, com tênis mal adaptado, uma sapatilha na bicicleta mal ajustada ou os palmares na natação, todos são fatores de risco para o desenvolvimento de alguma lesão. Por isso, com o tempo, a repetição dos mesmos erros pode acabar destruindo ou desgastando tendões, músculos, nervos, articulações e os ossos.

Antes de descrever os principais danos causados por qualquer tipo de esporte, gostaria de diferenciar algumas atividades que praticamos. A primeira delas é a "atividade física", que é caracterizada por uma movimentação dos membros de maneira irregular, não repetitiva e não orientada. É você caminhar para fazer compras em supermercados e shoppings, limpar o jardim de sua casa, levar seu cachorro para passear, tudo isso é definido como atividade física ou atividade esportiva não orientada. Já o exercício físico, ou condicionamento físico, deduz um planejamento, ou seja, um aconselhamento por profissionais da área, com planilhas específicas semanais para o treinamento e rotina de exercício; em outras palavras, você obedece a um segmento profissional sem o vínculo da competição, pois, quando o condicionamento ou exercício físico visa à competitividade, é definido como atividade esportiva, ou esporte.

Esporte com competitividade, muitas vezes, não é sinônimo de saúde, comprometendo o físico e a mente do atleta. É frequente encontrarmos atletas de nível competitivo com lesões crônicas, responsáveis pelo seu afastamento. Cito aqui exemplos de jogadores de futebol com problemas na articulação do joelho; nadadores profissionais com graves sequelas na articulação do ombro; corredores profissionais com lesões de calcanhar, tendões, nervos e músculos; ciclistas com inflamações de joelho e articulação coxofemoral etc. Sem contar com os transtornos psíquicos, como ansiedade e depressão, secundários a cobranças por resultados, tanto de patrocinadores como deles próprios. Não raro é preciso associar fisioterapia, medicação e psicoterapia contínua. Então, para você iniciar uma atividade, um esporte ou mesmo uma atividade de condicionamento físico, sempre procure a ajuda de um profissional. Este livro não é um compêndio em medicina esportiva, e sim um guia, uma referência, uma explicação para os principais tópicos de lesão no corpo humano relacionados ao esporte. A seguir, cito as principais lesões envolvidas na corrida, no ciclismo e na natação bem como os cuidados necessários para que você possa executá-los de maneira segura e eficiente.

Corrida

Canelite: pode ser desencadeada em indivíduos que correm de maneira irregular, de duas a três vezes por semana, em terrenos irregulares, como grama, estradas de terra com buracos, asfalto com subidas e descidas em guias, sarjetas. Também em indivíduos que aumentam e diminuem a distância de maneira aleatória, que dão explosão num treino simples e voltam a correr de maneira desordenada. Ela é sempre secundária a movimentos irregulares, realizados por tendões e músculos ao redor da tíbia, que é o principal osso da perna; geralmente na área que envolve o final da tíbia, chamada canela, por isso é denominada canelite. As dores são terríveis e muitas vezes são responsáveis pela parada da atividade física. Outra causa para essa doença é o uso de tênis novo ou muito apertado para correr; ambas as situações podem predispor o atleta a uma inflamação dessa região, tornando a corrida um verdadeiro pesadelo. O tratamento consiste em fisioterapia, repouso, gelo local e anti-inflamatórios.

Fascíte plantar: pode ser precipitada por corridas em superfícies irregulares, por uso de maneira imprópria ou de calçados inapropriados para determinadas superfícies. As dores incidem na planta dos pés e incomodam muito o atleta, de tal maneira que muitas vezes se torna imperiosa a parada do ato de correr. É uma inflamação da membrana que envolve os dedos do pé, e a dor é contínua enquanto houver a movimentação da corrida. O tratamento consiste em repouso, palmilhas ortopédicas, fisioterapia e anti-inflamatórios.

Joelho do corredor ou condromalácia: é uma das principais lesões da corrida, causada por um movimento antagônico dos músculos da perna e da coxa, em que a patela se insere. Um grupo de músculos traciona a patela de um lado, e outro traciona em sentido oposto. Ela fica instável e começa a ter atrito na parte da inserção do fêmur ou na parte baixa do fêmur. Isso causa um desgaste importante em sua superfície, proporcionando dores muito fortes durante a corrida, principalmente quando o atleta sobe ou desce escadas e nas corridas em declive. O cuidado em tratar precocemente é muito importante, pois a dor é contínua e pode ser progressiva se não houver repouso, gelo e uso de anti-inflamatórios. Geralmente o diagnóstico é feito por tomografia computadorizada ou ressonância nuclear magnética. O atleta deve permanecer em repouso de quatro a seis semanas. Para evitar esse problema, use um tênis que seja adequado e corra em superfícies regulares. Uma causa frequente dessa patologia é uma irregularidade no tamanho das pernas. Como sabemos, os membros inferiores são de comprimentos diferentes, e essa diferença pode facilitar o aparecimento de lesões, como a osteíte púbica, que, com o tempo, se tornam crônicas. Não se esqueça de fazer muita fisioterapia para melhorar a mecânica da corrida.

Fratura por estresse: essas lesões são responsáveis por microfraturas nas partes ósseas que são sensíveis ao traumatismo contínuo, como: a tíbia, a fíbula, o fêmur e os ossos do pé. As pessoas que não fazem alongamento frequentemente e que desenvolvem uma rigidez nos tendões são muito propícias a ter esse tipo de lesão. Outra técnica frequente adotada por corredores é associar treinos curtos e longos. Nesse último caso, muitas vezes o atleta não se hidrata, não se alimenta bem, passa a dormir mal e está sempre cansado. A somatória desses fatores ocasiona surgimento dessas fraturas por estresse. O tratamento é muito difícil, pois a cicatrização demora, em média, de dois a três meses, o que leva o atleta ao desânimo, à depressão e à vontade em desistir do esporte; pensa que vai ganhar peso e ficar obeso novamente. Para que isso não aconteça, aconselho você a iniciar outros exercícios, como a ioga, o ciclismo, a natação, a musculação, entre outros.

Tendinite do tendão de Aquiles: geralmente é causada por rigidez muscular, falta de alongamento antes, durante e depois do treino, percurso longo e muito irregular, explosões durante o treino. É causada por uma inflamação no tendão que liga o músculo da parte posterior da perna, chamado gastrocnêmio, à parte posterior do pé. Considerado um dos tendões mais espessos do corpo humano, sua inflamação acarreta muita dor para o atleta. Repouso é mandatório. O tratamento consiste em imobilização temporária do membro afetado, pois há possibilidade de ruptura ou mesmo desinserção desse tendão. Nesse caso somente o tratamento cirúrgico pode recuperar o atleta. Fisioterapia e medicamentos anti-inflamatórios também podem ser usados. Essa lesão é frequente durante o jogo de tênis, pois o atleta faz movimentação abrupta para buscar a bolinha, estando a musculatura e o tendão despreparados para tal atitude. Tome muito cuidado ao iniciar o movimento de corrida, pois é nesse momento que seu peso se concentra na base do pé. Como a musculatura e os tendões estão ainda frios, se você não se alongar apropriadamente, esse início de corrida pode provocar sérios problemas.

Lesões nos ligamentos do joelho: sabemos que o joelho é uma articulação muito importante para o atleta, pois, além de contar com inúmeros tecidos fibrosos, cartilagens, nervos e ossos, apresenta ligamentos que unem estruturas dentro de si. A principal causa de lesão nos ligamentos é a chamada instabilidade ligamentar, que é secundária a deformidades nos pés, treinamento em áreas ou terrenos irregulares, como correr na grama de parques, em guias, asfaltos ou em sarjetas. Também é desencadeada quando mudamos subitamente de superfície, como do asfalto para a grama, e pela falta de alongamento prévio. O tratamento é muitas vezes cirúrgico, por artroscopia, com bons resultados.

Entorses de tornozelo: a torção do tornozelo é uma das lesões mais frequentes do corredor. Sempre aguda, acompanhada de muita dor e inchaço da articulação, essa torção pode ser para dentro ou para fora. A torção para dentro, ou inversão, é mais comum e afeta os ligamentos laterais do tornozelo. Já a torção para fora ocorre secundária ao movimento do joelho que é feito de maneira irregular. As entorses são sempre graves, predispondo o atleta ao repouso prolongado. Esse tipo de torção tem como responsável um estiramento dos ligamentos, não necessitando muito tratamento. Já a lesão de nível intermediário pode ser responsável por uma ruptura parcial dos ligamentos e requer um tratamento mais importante, muitas vezes com imobilização do membro por semanas. Já o terceiro tipo de lesão mais grave é a ruptura total dos ligamentos, que exige cirurgia reparativa dos ligamentos, com aproximação da superfície de contato. Deve ser feita na fase aguda da lesão. O procedimento inicial para qualquer tipo de entorse é a colocação de gelo após o trauma, para evitar dor e inflamação. Pode associar-se o uso de anti-inflamatórios nessas ocasiões.

Inflamação do púbis ou osteíte púbica: lesão muito frequente em atletas que correm em superfícies irregulares e que tem passadas largas. Geralmente são atletas que têm pernas longas, com desproporção no tamanho do osso do púbis ou ossos da bacia. Sabemos que, durante a corrida, a pelve sofre modificações e oscilações em seus ossos. Quanto maior for a inclinação da pélvis durante a corrida, mais predisposto o atleta estará à inflamação de uma cartilagem que fica no meio desse osso. As dores são muito fortes, principalmente em corridas de longa distância. A dor pode se irradiar para a face anterior da coxa, sendo às vezes sentida na porção inferior do músculo reto abdominal. O tratamento para esse tipo de lesão é o repouso. Como é uma região pouco vascularizada, o uso de anti-inflamatório muitas vezes não surte efeito. A fisioterapia constitui uma arma poderosa para esse tipo de lesão, principalmente com alongamento dos adutores, quadríceps e reto abdominal O diagnóstico muitas vezes é complicado e feito de maneira imprópria, confundindo-se com outras patologias.

Periostite hipertrófica ou tibial: quando a corrida é feita de maneira intensa, ocorre um acúmulo da vascularização do sangue ao nível da tíbia, que é o principal osso da perna. Esse aumento da vascularização, com o tempo, pode levar à dor e ao inchaço na região anteromedial, bem como a pequenos sangramentos no espaço subperiostal com formação de depósitos de cálcio nessa área do periósteo. Com o passar do tempo, a dor e o inchaço começam a aumentar, fazendo com que até mesmo uma simples caminhada seja muito dolorosa. Aconselho o uso de tênis apropriados ou de palmilhas. Se, com fisioterapia, anti-inflamatórios e repouso o tratamento não for eficiente, é preciso cirurgia para limpeza e retirada dos acúmulos de sangue e cálcio dessa região do osso.

Bursite ou tendinite retrocalcânea: ocorre pelo atrito do tênis no tendão do calcâneo, levando a uma inflamação dessa região. Geralmente é causada pelo uso inapropriado do tênis. O exemplo mais encontrado é quando apertamos muito o calçado para correr ou quando não colocamos meias apropriadas. Na fase inicial de tratamento, sugere-se o uso de meias que protejam aquela região, que deve estar muito sensível. Se essa medida não surtir efeito, prescrevem-se palmilhas ortopédicas feitas sob medida. Se ainda assim não houver melhora, inicia-se fisioterapia, pois a dor é intensa durante a corrida, e o atleta fica sem movimentação apropriada. Se o tratamento não for adequado, pode haver fraturas e rupturas desse tendão, com necessidade de cirurgia.

Bolha: geralmente é causada por um aumento da fricção do calçado com a pele. Essa fricção aumentada, geralmente causada por tênis novos ou apertados, leva à formação de água no espaço entre a epiderme e a derme, podendo às vezes acumular sangue, causando a bolha. A sensação de dor é forte, fazendo com que o atleta muitas vezes diminua o ritmo ou mesmo interrompa a atividade esportiva. O tratamento preconizado é esvaziar a bolha o mais rápido possível, pois sua presença inviabiliza o treinamento. O que se faz de rotina é puncionar a bolha e aspirar seu conteúdo. Pode-se lavar em seguida com tintura de benjoim e colocar um curativo adesivo, associado ou não a desinfetantes tópicos. Já vi atletas que competem em corridas de aventura que tiveram de abandonar a competição pela presença de bolhas e de suas complicações, como infecção local e sangramento dos pés, por isso um conselho: nunca use um tênis novo para correr ou competir. À véspera das provas, não é raro encontrar atletas comprando novos pares de tênis nas feiras de exposição que antecedem a largada. Com certeza vão sofrer algum tipo de lesão. Geralmente os calçados de meio uso não propiciam o aparecimento de bolhas, a não ser que estejam molhados.

Lesões musculares

Os músculos do membro inferior são muito bem irrigados e inervados. Como são responsáveis pela movimentação durante a corrida, dependendo da intensidade que o movimento é realizado, podem gerar acúmulo de ácido lático, predispondo o atleta ao aparecimento de câimbras. São consideradas "o pesadelo do corredor", pois a sensação causada pela dor inviabiliza a atividade muscular, obrigando o atleta a parar e alongar a musculatura afetada por vários minutos. Dessa maneira, o importante é alongar a musculatura anterior e posterior das pernas e coxas, iniciar o esporte de maneira lenta e progressiva sem pressa. Nunca inicie a corrida na subida ou descida. Os músculos anteriores e posteriores dos membros inferiores são antagônicos aos movimentos; se você inicia o esporte acionando esse mecanismo, as lesões são muito rápidas. Como citei, o acúmulo do ácido lático predispõe ao aparecimento de câimbras.

Em corridas de longa distância, como as maratonas, as lesões musculares por destruição das fibras que compõem o músculo podem gerar déficit na movimentação dos membros inferiores, levando a uma recuperação lenta e difícil. O emprego de massagens diárias, bolsas térmicas e acupuntura pode ajudar na recuperação. Cuidado ao executar movimentos de explosão, como numa partida de tênis, pois pode haver ruptura de alguns feixes musculares. Também aconselho alongamento periódico durante uma corrida de longa distância com mais de 15 km; realize-o, a cada 30 minutos, para que o acúmulo de ácido lático não determine câimbras e o impacto dos membros inferiores com o solo não aumente a lesão muscular.

Sabemos que, durante a corrida ou durante qualquer atividade física que envolva a contração muscular, muitas fibras podem ser destruídas por microrrupturas musculares, com a liberação na corrente sanguínea de pigmentos denominados miosina ou creatina-fosfoquinase. Numa abordagem laboratorial, principalmente na urina de atletas que participaram em qualquer competição de forte intensidade e longa duração, pode-se observar uma concentração absurdamente desses pigmentos. Com esse método, consegue-se fazer uma correlação entre concentração de pigmentos musculares na urina ou no sangue com a intensidade da atividade física. Quanto maior a concentração, maior a atividade. Há relatos na literatura médica de miólise ou rabdomiólise durante provas de endurance, como no Ironman, maratona, ciclismo, ultramaratona etc. Isso pode ser traduzido por destruição muscular, associada à desidratação, levando a um aumento da concentração de pigmentos musculares no sangue, com posterior precipitação desses nos túbulos renais, obstrução do fluxo urinário e insuficiência renal. A paralisação dos rins é grave, sendo necessária a retirada de toxinas do sangue artificialmente, técnica denominada diálise. Muitas vezes os rins não funcionam adequadamente, tanto pela falta na oferta de líquidos como pela perda aumentada de suor que acontece no calor. Logo, o calor, a desidratação e a falta de oferta hídrica são fatores que levam os rins a funcionar menos.

Já tive de cuidar pessoalmente de indivíduos assim. São situações de muita gravidade, pois a temperatura corpórea sempre é muito elevada (*heat stoke*, ou hipertermia) favorecendo perda de consciência, choque circulatório, disfunção múltipla de órgãos e morte. Aprendemos a tratar desses casos com experiências ocorridas com peregrinos à cidade de Meca. Baixar a temperatura com técnicas de vaporização de ambientes e compressas geladas ou mergulhar o indivíduo em banheiras especiais. Infusão rápida de líquidos na veia, intubação orotraqueal e ventilação mecânica artificial. Monitoração do volume de urina formado e, se necessário, diálise. A mortalidade continua elevada, e a prevenção é fundamental, por isso a hidratação durante o esporte é fundamental para a prevenção de todos os tipos de lesão envolvidos na corrida de longa distância.

Outra maneira de entender a causa de lesões e doenças durante a corrida seria classificando-as em três áreas importantes: problemas e erros de treinamento, problemas físicos já adquiridos e fatores ambientais. No primeiro item, podemos observar pessoas sem a menor base de treinamento que se inscrevem para correr uma maratona. É o que chamamos de *over training*, ou lesões de *over training*. O indivíduo tem uma carga de treino incompatível com sua maturidade muscular, óssea e articular. É o que em inglês chamamos de "too much, too soon". As lesões são muitas vezes crônicas, doloridas, e o tempo em que o atleta fica em repouso é muito prolongado. Notamos também que, após uma lesão de *over training*, muitos não dão o tempo necessário para o repouso e descanso da fibra muscular. Reiniciam a atividade esportiva precocemente fazendo com que esse tipo de lesão nunca se cure apropriadamente. Indivíduos com lesões antigas causadas por outro tipo de atividade podem fazer com que fiquem crônicas durante a corrida. Observamos ainda que pessoas com flexibilidade pobre são mais predispostas a alguns tipos de lesão na corrida.

Não posso deixar de mencionar aqui um problema muito sério, que é o desequilíbrio muscular. Como já citei, alguns feixes de músculos são mais hipertrofiados que outros, e esse desequilíbrio acaba levando a alguns tipos de lesões associadas a técnicas de tiros ou *sprints*. Na distância de um quilometro, o corredor toca o chão com os pés aproximadamente mil vezes. Se pensarmos que todo o impacto se concentra na planta do pé, que sua intensidade muitas vezes é da ordem de três a quatro vezes nosso peso e que geralmente esse se apresenta acima do normal, fica fácil concluir que lesões mecânicas produzidas na corrida podem aparecer a qualquer momento. Por isso, tente correr quando estiver usando um tênis apropriado, numa superfície que amorteça bem os impactos gerados; procure estar com a saúde em ordem, sem doenças agudas. Nunca treine desnutrido, pois a hipoglicemia pode se agravar com o esporte. Tenha sempre com você algumas barras energéticas de fácil digestão.

Hidrate-se bem antes de iniciar qualquer atividade física. Durante a corrida, beba água a cada 30 minutos, e, a partir de uma hora, consuma bebidas isotônicas para favorecer a suplementação de sódio e potássio. Todos esses cuidados vão deixá-lo desfrutar o esporte, sem causar lesões. Ressalvo ainda que correr em descidas traz sérios problemas à parte posterior dos membros inferiores e à coluna vertebral, já que o centro de gravidade se altera. Para quem tem alguma doença no joelho ou coluna, essa situação deve ser evitada.

Outra condição frequente no item de técnicas inapropriadas é o oposto do *over training*, o *under training*, ou seja, o atleta não está preparado para provas de longa distância. Estou cansado de cuidar de pseudoatletas que se apresentam no consultório com lesões importantes, porque decidem, de uma hora para outra, participar de esportes de longa distância. Por exemplo, atletas que estão habituados a participar de Short Triathlon, em que a distância máxima é 750 metros de natação, 20 km de ciclismo e 5 de corrida, e querem, em dois a três meses, participar de um meio Ironman, em que a distância da natação é de 1,9 km, o ciclismo 90 km e a corrida 21 km. O pior de tudo é, já no primeiro ano de atividade no Triathlon, querer fazer um Ironman. Classifico essas condutas como verdadeiras insanidades, com as quais infelizmente nos deparamos no dia a dia.

Como nos Estados Unidos, os treinadores teriam que passar por diversos testes, serem aprovados pela confederação competente e, a partir daí, ditar treinos supervisionados, porém o que se observa na prática é bem diferente. No período de graduação, já se consideram *personal trainers*, expondo alunos a técnicas suspeitas e treinamentos sem metodologia. O resultado não poderia ser outro. Não posso concordar que um atleta treinando entre 8 e 12 km durante a semana queira participar de uma maratona em seis meses. Sabemos que terá de enfrentar pelo menos três corridas longas entre 25 e 30 km por vez, acarretando forte estresse físico e mental. Fora a alimentação balanceada, um sono profundo e repouso com massagens. As lesões físicas secundárias ao "undertraining" são tão graves quanto as produzidas ou desencadeadas pelo "overtraining".

Em relação ao tipo adequado de piso para a prática da corrida, prefira sempre grama baixa, sem irregularidades na superfície; também aquelas em estradas de terra batida ou pisos sintéticos.

Se a rua for sua opção, lembre-se de que o cimento ou concreto absorvem bem menos o impacto que o asfalto. Considere sempre esse último na hora de correr. Evite as calçadas e as trocas de superfície, como da calçada para o asfalto, e vice-versa. Essa alternância na absorção de impacto determina lesões para os membros inferiores. Tome também muito cuidado com a presença de obstáculos durante a corrida, como galhos, árvores, buracos, ferros, pregos. Já cuidei de indivíduos com ferimentos graves causados durante a corrida, principalmente no período de fim de tarde, início de noite, em que a sombra e a escuridão diminuem a acuidade visual do atleta. Muitas vezes no final do treino, quando estamos cansados, os sinais de atenção estão muito deprimidos, bem como nossos reflexos. Então, ao atravessar uma rua ou ao cruzar um sinal, fazemos de forma desatenciosa, podendo muitas vezes ocorrer atropelamento por falta de atenção. Se você tiver possibilidade de correr sempre no meio da rua é melhor do que nos cantos, pois nos cantos existe um ângulo de inclinação que pode levar às lesões do púbis.

Sempre corra de maneira defensiva; observe cada carro que passa ao seu redor. Sempre corra contra o tráfego, observando os movimentos, as curvas, as bicicletas, as motos, os cachorros, skates etc. Tome muito cuidado ao correr na praia, a areia deixa afundar seus pés e, na hora de levantá-los, pode forçar muito o tendão de Aquiles; a inflamação desse tendão pode levar a uma tendinite, que pode demorar muito tempo para se curar. Cuidado também ao treinar corrida com explosão, os chamados tiros, em que sempre temos que associar uma curva numa corrida de grande velocidade; essas curvas fazem com que os joelhos e a pélvis tenham ângulos diferentes, levando às lesões aqui exemplificadas.

Ciclismo

O ciclismo como esporte causa poucas lesões que demandem tratamento. Indico essa atividade para pessoas que queiram ganhar força, perder peso e ganhar massa muscular nos membros inferiores. O perigo do ciclismo é fazê-lo em lugares inadequados, como avenidas, marginais, rodovias sem acostamento apropriado. Como médico acostumado a lidar em trauma e UTI, já vi muitos acidentes fatais envolvendo ciclistas, inclusive triatletas. Fico até hoje impressionado quando vejo um pelotão de ciclistas treinando sem capacetes. Alguns não têm a menor noção de segurança, colocando em risco suas vidas e a de terceiros. O trauma cranioencefálico constitui uma das maiores ameaças à raça humana, colocando sempre em xeque a vida. Mesmo com o emprego de capacete, observamos às vezes lesões muito graves envolvendo o cérebro. Outro problema dessa atividade são lesões neurológicas ou neuromusculares envolvendo a coluna e a medula. Sabemos que traumatismo na coluna cervical pode levar à paralisia completa ou incompleta dos membros do corpo humano. Vítimas do ciclismo podem ficar paraplégicas ou tetraplégicas, muitas vezes são lesões definitivas, com sequelas sociais irreversíveis. Saliento as mais encontradas e as que mais acometem os ciclistas.

Na maioria das vezes, as lesões ocorrem por movimentos bruscos e contínuos, como o movimento de rotação de 360° que as pernas têm que fazer em torno do eixo da bicicleta. Existem dois tipos de lesões no ciclismo: o primeiro grupo se concentra nos atletas profissionais ou naqueles que treinam diariamente ou três vezes por semana. Essas são por *over training*, quando treinam acima da média. Geralmente são tendinites do joelho, do tendão de Aquiles, dores crônicas na região lombar, na coluna cervical e nos músculos do trapézio. Já em ciclistas amadores que pedalam por simples prazer, as lesões ocorrem por mal ajuste da bicicleta ou uso inadequado. A altura do selim, a distância entre o selim e o guidão, a altura dos pedais, todos esses ajustes, quando não efetuados, são fatores de riscos e de desencadeamento de doenças ortopédicas que podem se tornar crônicas. Por isso, antes de começar um treino de ciclismo, por favor, procure uma loja adequada e peça orientação quanto à posição na bicicleta, o chamado *bike fit*.

Nas competições como Triathlon, em que pedalamos durante horas e depois ainda temos que correr, a perfeita adequação do movimento e da postura é fundamental para o resultado. Eu diria que a ausência de conhecimento técnico, associada a um equipamento de má qualidade e à ausência de explicações por parte de profissionais, faz com que o ciclista tenha sérios problemas de adaptação ao esporte.

Quedas: o ciclista básico ou mesmo o profissional fica constantemente pressionado por fatores ambientais e geográficos para pedalar. A queda, mais do que grave, pode ser fatal. Numa fração de segundos, podemos, por desatenção, cair num buraco, numa lombada ou em algum obstáculo. As fraturas dos ossos da clavícula são as mais frequentes; fraturas de coluna cervical, ombro e tíbia podem ocorrer durante uma queda, bem como nos ossos da face: maxilares, zigomático, frontal etc. Finalmente, o trauma de crânio propriamente dito, com fraturas do crânio.

Lesões oculares: sem o uso apropriado de óculos, muitas vezes pequenos insetos, abelhas, pedras, pedregulhos, poeira podem bater nos olhos com consequente lesão de córnea, podendo até levar à cegueira. Não use óculos simplesmente para evitar os raios de sol, e sim para evitar o choque com outros elementos. Proteja sua visão!

Tendinites no joelho: mais da metade do ciclo de rotação durante o ciclismo é feito pelo músculo vasto medial. Se fizermos esse movimento de maneira inadequada ou com muita carga, principalmente em subidas, essa musculatura vai sobrecarregar os joelhos alterando a maneira de contração e deslizamento da patela sobre o fêmur; o que leva à tendinite. Para evitar esse processo, tome muito cuidado com o número de pedaladas que você dá, não pedale em alta velocidade, acima de 120 rotações por minuto, mantenha sua cadência entre 80 e 100 rotações por minuto e, em subidas, não passe de 60 rotações por minuto. Durante o treino, não pedale com marchas muito pesadas para não os sobrecarregar. Outro fato importante é o tamanho do quadro que você deve pedalar, por isso sempre pergunte e tire suas dúvidas fazendo suas medições na bicicleta. Um item importante também para evitar a tendinite é o alongamento antes, durante e depois do exercício.

Dor na coluna: indivíduos que vão iniciar o ciclismo ou que já têm experiência podem previamente ser portadores de doenças na coluna e desconhecerem esse fato. Geralmente divido em três as lesões ou os problemas de coluna do ciclista: a primeira delas é na coluna cervical. A posição do ciclista em velocidade é mais baixa do que a normal, muitas vezes encostamos nossos ombros no guidão para facilitar a pedalada gerando mais velocidade, com isso temos que olhar para a frente, estendendo ou fletindo a musculatura do pescoço levando as vértebras cervicais a mudar de posição constante. Quando isso não acontece, e o ciclista permanece na mesma posição com o pescoço, pode haver estiramentos musculares, levando à dor crônica da coluna cervical. O mesmo acontece em relação à coluna torácica e coluna lombar. As dores lombares são importantes após três horas de treinamento e podem durar até 12 a 24 horas, dependendo da posição errada que o ciclista apresentava. Dessa maneira, os alongamentos são fundamentais, principalmente após o treino, sobretudo da musculatura posterior do tórax. Massagens também são importantes, bem como exercícios abdominais para fortalecimento do core. O abdômen tem que ser bem trabalhado para sustentar o corpo. Muitas vezes, a contração do abdômen serve para alinhar as vértebras toracolombares.

Dores musculares: o grande problema para o ciclista é quando ele ultrapassa o tempo de exercício ou sobrecarrega a movimentação. Isso acomete a musculatura do gastrocnêmio e do quadríceps, fazendo com que o atleta tenha dor durante a movimentação ou após o exercício. Para evitar, o alongamento, antes e depois, é fundamental. Muitas vezes indico outro esporte, como a natação, para os atletas desenvolverem melhor a musculatura das pernas. Mais ponto importante é que, durante a corrida, outros feixes de músculos são utilizados; isso faz com que a absorção do ácido lático seja mais bem feita, por isso nunca é aconselhável fazer um mesmo esporte todos os dias, com mesma intensidade e de maneira semelhante. Procure intercalar corrida, natação e ciclismo para evitar lesões e desenvolver a musculatura de forma saudável.

Dor nos pés: muitas vezes os ciclistas podem usar tênis ou sapatilhas inapropriadas, apertadas para o movimento específico, com isso ocorre uma sensação de formigamento nos pés. Nesse caso, deve-se retirar o calçado, massagear os pés e comprar material específico. Como o pedal é um material sólido, se o calçado for de um constituinte mais maleável, as dores podem advir dessa mescla de material. Procure sempre uma sapatilha sólida para se encaixar num pedal sólido.

Problemas urológicos: falta de sensibilidade no pênis. O pênis é inervado pelo pudendo, que, por compressão, pode emitir um menor número de impulsos nervosos, levando à perda de sensibilidade. Isso pode ser sentido pelo atleta após algum tempo em cima do selim. Para evitar essa sensação desagradável, procure levantar-se no selim da bicicleta a cada 20 a 30 minutos. Essa manobra favorecerá a restauração de impulsos nervosos e a irrigação sanguínea para a área afetada. O material e os detalhes empregados no ciclismo são de suma importância. Deve-se usar uma bermuda confortável e selins vazados no centro, para melhorar tanto a passagem de impulsos nervosos como a de sangue.

A falta de irrigação sanguínea para o pênis deve-se à compressão da artéria peniana, que pode levar também a uma diminuição da sensibilidade neste membro. Não há embasamento na literatura científica de que esses sintomas levem a perda ou diminuição da atividade sexual em homens. Competições de longa duração, como a "Volta da França", a "Race Across América" (RAAM), entre outras, servem como laboratório de pesquisa para os principais distúrbios orgânicos. Até hoje o que se observa são citações de casos isolados, sem comprovação médica. Procure comprar uma bicicleta que tenha um selim vazado para proteger também a próstata, nos homens, e a uretra, nas mulheres. A uretra na mulher é mais curta que no homem, ficando em pleno contacto com o selim, por isso o atrito constante pode levar a uma pequena inflamação local, denominada uretrite traumática, produzindo ardores no momento de urinar. Como citei anteriormente, na literatura médica, não há comprovação da relação entre ciclismo e disfunção sexual ou disfunção erétil. Há alguns relatos de que o ciclismo pode predispor a tumores de próstata, mas ainda não temos um número suficiente de material científico para comprovar esse fato. Tenho observado atletas, ao longo do tempo, e nunca tive experiência em cuidar de nenhum problema relacionado a câncer de próstata e ciclismo.

Uma dica importante para quem vai começar no esporte é sempre modificar a posição durante o ciclismo, alterne sempre seu encaixe e o modo de sentar-se no selim. Venha mais para frente, vá mais para trás, abaixe-se, flexione a coluna, contraia a musculatura do abdômen, isso é muito importante. Não se esqueça de levantar do selim a cada 20 a 30 minutos, para favorecer a irrigação e a inervação para os órgãos genitais e para o períneo, e do item segurança — muitas vezes, quando pedalamos ao final da tarde, nos esquecemos de deixar alguma luz ou pisca-pisca ligado para avisar motoristas de automóveis e de outras bicicletas que estamos circulando em determinada região. Para quem gosta de pedalar de madrugada, é de suma importância um farol ou um pisca alerta na região traseira da bicicleta. Já presenciei acidentes em que o ciclista tentava trocar o pneu ou uma câmara furada em estradas, sem prestar a devida atenção ao lugar onde deveria se posicionar. A preferência é o atleta permanecer atrás da cerca de proteção, ou guarda-corpo, da estrada, para evitar que um veículo de grandes proporções em alta velocidade desloque massa de ar, sugando o atleta. Já cuidei pessoalmente de ciclistas que não tiveram uma segunda chance. O atropelamento por automóveis é frequente em avenidas e marginais, por isso aconselho a evitar essas vias para o treino diário.

Nos dias de hoje, outro problema encontrado é o assalto e o roubo de bicicletas por grupos armados, que, sabendo de antemão o trajeto a ser seguido pelo pelotão de ciclistas, oferece resistência, saqueando e levando em caminhões ou peruas todas as bicicletas do grupo. Há relatos desses casos, principalmente nas rodovias Bandeirantes e Rio-Santos, ambas em São Paulo. Pedale sempre acompanhado em regiões desconhecidas; pergunte a um guarda rodoviário onde é mais seguro treinar; leve um telefone celular e deixe alguém avisado do local onde você está treinando; tenha com você algum documento que contenha o grupo sanguíneo, telefone de pessoas amigas e nome de algum médico de família. Não se esqueça de mencionar alergias causadas por medicação e os remédios que toma de rotina. Para os atletas diabéticos, o tipo de insulina que está sendo administrada, a dose e seu médico de referência. São medidas de extrema importância, pois, como já cuidei pessoalmente de muitos acidentes, não gostaria que fiasse em apuros.

É necessária muita cautela nas estradas, principalmente em descidas onde a velocidade pode ultrapassar os 60 Km/h. Nessa faixa de velocidade, o peso da bicicleta diminui, e um veículo de grande porte, por deslocamento de ar, pode instabilizar sua trajetória, causando desequilíbrio. Uma queda nessas circunstâncias produz tanto lesões gravíssimas nos órgãos internos como fraturas de ossos e abrasões na pele. O traumatismo cranioencefálico é responsável pela maioria das mortes ocorridas nesse tipo de acidente. O cérebro normalmente é móvel dentro da caixa craniana, e, quando há um trauma com desaceleração, diversas camadas de tecido cerebral podem sofrer cisalhamento e estiramento, provocando uma lesão denominada "lesão axional difusa". Após o impacto, os vasos cerebrais podem se dilatar, levando a um aumento do tecido cerebral dentro da caixa craniana, chamado de "brain swelling", ou edema cerebral (*swelling*, em inglês, significa inchaço). É uma lesão temida por nós, médicos; como a caixa craniana é composta de ossos, a pressão interna aumenta muito, pois o tecido cerebral dobra ou triplica de tamanho; e a pressão intracraniana aumentada faz com que menos sangue e oxigênio sejam oferecidos ao tecido cerebral, podendo ocorrer a morte do cérebro. Sem falar nas fraturas de coluna cervical, que podem trazer sequelas irreversíveis, como a paralisia dos braços e pernas. O atendimento deve ser rápido e eficiente; tempo é fator vital. Em muitos casos, a conduta médica tem que ser realizada no local do acidente, como intubação de vias aéreas, dissecção de veia para administrar soro para subir a pressão arterial, drenagem de pulmão em casos de traumatismos de tórax etc. Vidas podem ser salvas de maneira eficiente no local do acidente.

Outro cuidado a ser tomado é não pedalar na chuva ou na garoa fina. A água no asfalto, misturada ao óleo ou à gasolina dos automóveis, faz com que o piso fique extremamente liso, e o pneu da bicicleta, sendo muito fino, fica suscetível a escorregões e quedas muito graves. Tome sempre cuidado.

Natação

Novamente nessa modalidade esportiva, as lesões podem ser resultado de métodos inadequados de treinamento, alterações estruturais que sobrecarregam mais determinadas partes do corpo do que outras e de fraqueza muscular tendinosa e ligamentar. Muitas dessas lesões são causadas pelo desgaste crônico e por lacerações, decorrentes de movimentos repetitivos que afetam os tecidos susceptíveis. A natação, como o ciclismo e a corrida, pode lesionar estruturas musculares, ósseas e articulares, sendo a mais envolvida a articulação do ombro.

Essa lesão, característica do nadador, do tenista e do arremessador de basebol, é chamada também de síndrome da impactação do ombro, ou tendinite do manguito rotador. É a laceração ou o inchaço do manguito rotador, músculos e tendões que sustentam o braço na articulação do ombro. O uso progressivo e crônico desse músculo faz com que a tendinite muitas vezes fique crônica. Movimentos repetitivos fazem com que o úmero, o principal osso do braço, entre em contato cada vez mais com a parte da articulação do ombro e seus tendões, causando a laceração de fibras musculares; isso leva a uma dor importante no ombro e faz com que o atleta não possa movimentá-lo nem fazer movimento de rotação. Inicialmente a dor ocorre somente durante as atividades que exigem a elevação do braço acima da cabeça; posteriormente, pode ocorrer quando o membro superior é movido para frente, como em um simples aperto de mãos. Geralmente o ato de empurrar objetos para longe do corpo é doloroso, mas o ato de puxá-los em direção ao corpo não. O diagnóstico é estabelecido quando determinados movimentos, especialmente a elevação do braço acima do nível do ombro, causam dor e inflamação. Algumas vezes a ressonância magnética e o ultrassom podem detectar lacerações importantes desse tendão do manguito rotador. O tratamento consiste no repouso dos tendões lesados e no fortalecimento do ombro. Devem ser evitados exercícios que incluam movimentos de empurrar algo; a cirurgia é necessária quando a lesão é grave ou quando há laceração completa do tendão.

Bursite: é uma lesão que assume sérias proporções por se tratar de um processo extremamente doloroso à movimentação. Muitas vezes, ao simples toque da articulação do ombro, o atleta sente muita dor, devido à movimentação excessiva com movimentos repetidos e muitas vezes com técnica errada. O diagnóstico é clínico e com exame de ultrassom. O tratamento consiste em repouso, uso de anti-inflamatórios e às vezes infiltração de cortisona na articulação lesionada.

Otites: é uma inflamação\infecção associada ou não à presença de bactérias, fungos ou vírus no tímpano. Frequente em pessoas que fazem natação, porque geralmente o ambiente úmido dentro do ouvido médio as predispõe ao crescimento de microrganismos. O início é insidioso, com dor, febre e inflamação local. O quadro de otite é sempre associado a uma infecção coadjuvante; nessas ocasiões o fundamental é evitar que a membrana do tímpano permaneça úmida. Dessa maneira, uma avaliação médica, com exame de otoscopia, é fundamental para revelar a profundidade e a gravidade do caso. A presença de fungos também é muito importante nesses casos, e o tratamento consiste em calor local com compressas secas, uso de anti-inflamatórios, antibióticos e fungicidas. Muitas vezes o atleta precisa se afastar da piscina, ou mesmo do banho, com colocação de óleos ou azeite com um pouquinho de algodão para evitar que a água entre no meato auditivo.

Sinusites: ocorre em nadadores que são susceptíveis e apresentem alergia ao cloro ou ao sal. Sabemos, hoje em dia, que piscinas com sistema de limpeza e filtração com sal têm menos evidências do aparecimento de sinusites em relação ao cloro. Atualmente, tem-se observado a presença de piscinas com filtração por ozônio, que é a forma mais fisiológica de manter a limpeza, sem o aditivo de produtos químicos.

Micose cutânea interdigital ou entre os dedos: a frieira, como vulgarmente é conhecida, consiste em uma lesão causada pela tínea, um microrganismo que fica na região interdigital dos membros inferiores. Esse fungo se desenvolve em lugares úmidos, como a região entre os dedos dos pés; pelo suor e pela água da piscina, encontra meio favorável de multiplicação. Por isso, secar bem os pés, após a natação ou após o banho, é muito importante para a prevenção desse tipo de lesão dermatológica. O tratamento se baseia na colocação de agentes fungicidas tópicos.

Conjuntivite: a química é mais encontrada em piscinas onde o cloro é empregado para o sistema de limpeza. Esse agente químico lesa diretamente a mucosa de proteção dos olhos denominada conjuntiva, ocasionando lesões avermelhadas, muitas vezes dolorosas. Lavar os olhos com água corrente de torneira para retirar mecanicamente o cloro é a maneira mais rápida de resolver o problema. Já a forma infecciosa da doença aparece mais no verão, em que a transmissão de bactérias e vírus causadores é mais proeminente. Ocorrem verdadeiras epidemias de conjuntivite em piscinas públicas, clubes e academias. O diagnóstico precoce é fundamental, e o tratamento se baseia na administração de antibióticos, tanto de uso tópico sob forma de colírio como pela ingestão de comprimidos, dependendo da gravidade. Dessa maneira, o uso de óculos ou *googles* para natação é de suma importância para a prevenção da doença.

Congestão alimentar: sou frequentemente interrogado em relação à congestão alimentar. O atleta faz uma refeição e vai nadar; o problema é que o estômago, órgão responsável pela digestão dos alimentos, fica cheio de sangue para poder desempenhar seu papel, mas que é desviado para os músculos que estão sendo trabalhados na natação. Esse desvio de irrigação sanguínea desencadeia no organismo uma série de alterações circulatórias favorecendo o aparecimento das síncopes ou desmaios. A perda de consciência na água faz com que o mecanismo da glote, uma válvula que abre e fecha durante a respiração e deglutição de alimentos, pare de funcionar. Em outras palavras, pode ocorrer uma asfixia seguida de afogamento. Lesão no afogamento muitas vezes é precipitada pela asfixia. Como as cordas vocais se fecham e perdem a movimentação normal, o indivíduo perde os sentidos por hipóxia cerebral ou falta de oxigenação cerebral; perdendo os sentidos, engole água para o estômago, que se enche totalmente. Como é uma bolsa de músculo, ele se contrai com esse excesso de água, devolvendo-a para a boca, da boca é aspirada para os pulmões, já que a glote sem função não se fecha, favorecendo uma inundação pulmonar. Esse é o mecanismo do afogamento. Por isso, aconselho os atletas e as pessoas que participam de atividades esportivas a comer até quatro horas antes da natação para que a digestão seja feita de uma maneira coerente.

Tome muito cuidado ao nadar em águas abertas como no mar, pois as correntezas são difíceis de se pressentir, e, muitas vezes durante a natação, somos obrigados a acompanhá-las, pois o esforço físico e psíquico com pânico leva ao cansaço precoce, ao aumento no consumo de oxigênio, ao afogamento e à morte. O estresse emocional muitas vezes supera o físico, tornando o desespero em perder a vida fator limítrofe para sobreviver. Antes de entrar no mar, pergunte sempre a um salva-vidas ou a pescadores experientes na região onde pode nadar. Uma manobra que faço, quando treino no mar, é amarrar aos meus pés uma boia ou uma prancha pequena de isopor. Isso facilita o contato visual de quem está na praia, além de ser uma segurança extra, pois, em qualquer circunstância, posso boiar segurando um apoio. Tome muito cuidado também em lagoas, rios e represas. O grande problema de nadar e treinar nessas situações é esbarrar ou se cortar em troncos, árvores, ferros, lixos que estão submersos, de difícil identificação. Outro problema que vejo com muita frequência é o treinamento em lugares onde existem *jet skis* e lanchas. Presenciei acidentes muito graves, e nos hospitais já tive a infelicidade de assinar alguns atestados de óbitos para pessoas que treinavam em lugares cheios de embarcações. Chamo sua atenção para locais onde existam ondas de grande porte também. Tanto na hora de entrar como para sair, elas podem nos levar ao fundo, causando fraturas nos ossos da face, tórax, crânio e coluna cervical. A lesão medular é praticamente irreversível, levando a sequelas motoras graves.

Aconselho sempre nadadores que treinam em águas abertas a usar uma roupa de proteção chamada *wetsuit*, ou roupa de borracha, para prevenção de hipotermia e queimaduras por águas-vivas. Evite treinar sozinho, procure sempre nadar em grupo ou pelo menos com um companheiro. É importante avisar a pessoas conhecidas o local de seu treino. Deixe sempre de sobreaviso alguém em terra ou uma embarcação à distância. O ideal é ter sempre um barco ou caiaque ao lado, ao nadar em águas abertas.

MEDICINA ALTERNATIVA

Várias técnicas podem ser empregadas para meditar, relaxar e alcançar um bem-estar físico, mental e espiritual. A medicina oriental leva em conta esses preceitos, com a finalidade de trazer uma melhor adaptação do ser humano ao meio ambiente, comunicando-se melhor com o universo, para um reequilíbrio de forças.

Tai Chi Chuan

Técnica milenar chinesa que atua em três níveis: no corpo físico, no emocional e no espiritual. No primeiro, age de forma preventiva em todo tipo de enfermidade; atua no sistema nervoso central fortalecendo os sistemas orgânicos; melhora a circulação sanguínea, o aparelho respiratório, fortalecendo os ossos e a energia vital. No segundo nível, melhora a coordenação da respiração, com movimentos suaves, acalmando as emoções. Esse equilíbrio permite ao ser humano conviver numa sociedade mais agressiva, bem como promove criatividade e confiança. No terceiro nível, por meio da disciplina e do controle emocional, o ser humano adquire condições para discernir claramente os verdadeiros valores da vida, assim pode desenvolver um caminho de elevação espiritual. Sua prática é fácil, deve ser treinada diariamente, pois seus movimentos e sua filosofia são de grande valia para o nosso dia a dia.

Ioga

Prática da cultura indiana que tem um conteúdo filosófico e psicológico próprio; visa o despertar da consciência de si mesmo e sua relação com o cosmo. A prática da ioga consiste em oito partes: mudra, gestos feitos com as mãos que, observando seus princípios básicos, age na área psicológica; pujá, integração com o local da prática com professor e todo o grupo, para não esquecer que o homem é um ser integral; mantra, vocalização de sons específicos estudados e aperfeiçoados ao longo dos tempos; pranayama, que facilita e integra o ato respiratório como energia universal. Aqui reside um dos pontos básicos de sua prática: aprender a respirar bem, reeducando a forma ineficiente e inadequada de respirar que adotamos sem saber no dia a dia. Essa respiração, pela própria ineficiência, não permite a utilização de toda a capacidade pulmonar, o que torna o indivíduo pouco resistente às doenças. Com a prática do pranayama, há uma ampliação da capacidade pulmonar, tonificando o sistema cardiorrespiratório, oxigenando o sangue, revitalizando o organismo e aumentando o tônus de imunidade. Ásana são movimentos de alongamento em geral, feitos com muita concentração, que têm efeitos psicofísicos. Quando feitos de forma correta e balanceada, conseguem uma melhor distribuição de sangue e energia vital, alongam todos os músculos e tendões. Kriya é atividade de estímulo das mucosas com exercícios apropriados. Euganidra é o relaxamento ou a abstração dos sentidos externos; aprender a relaxar de forma consciente e direcionada a tudo que foi antes trabalhado para que o organismo se refaça. Finalmente samiama, que desenvolve a capacidade de concentração e diminui a quantidade de pensamento sempre como turbilhão no cérebro, estressando e desgastando o ser humano, bem como diminuindo sua capacidade. São exercícios para o cérebro, que diminuem sua sobrecarga.

Cromoterapia

Usada como um complemento de cura, por meio de cores nos órgãos e no sistema do corpo humano. Cada cor possui um complemento de onda de calor que entra em sintonia com o organismo, gerando outra frequência e reequilibrando o ser.

Reflexologia podal

Acredita-se que o pé é um sistema especial de tratamento de afecções e doenças do corpo. A reflexologia é uma massagem na planta dos pés, que estimula áreas responsáveis pelo funcionamento de certos órgãos, melhorando a função de alguns órgãos na doença.

Terapia floral

O médico inglês Edward Bach desenvolveu um sistema de tratamento por flores, denominado sistema de florais, com 38 essências. Cada uma pode ser associada a um sistema emocional negativo, que, sob seu efeito, pode ajudar pessoas a se conhecerem e se transformarem, atuando no reequilíbrio emocional.

Do-in e shiatso

O *do-in* é uma técnica japonesa que, por aplicação nos pontos dos meridianos energéticos com massagens sob pressão com os dedos, restabelece o equilíbrio e a energia do corpo. O shiatso também é uma terapia do reequilíbrio físico e energético, que atua mediante pressões efetuadas em determinadas áreas e pontos do corpo humano; seu potencial é tornar o paciente consciente do seu próprio corpo, desbloqueando energias, recanalizando forças e dissolvendo bloqueios.

Reiki

É uma arte tibetana de cura pela imposição das mãos, o que se chama harmonização e cura pelas mãos. É uma técnica que ativa o fluxo de energia universal nos seres humanos, restabelecendo nas pessoas o poder de autocura. Foi redescoberto, no final do século XIX, pelo doutor Micao Usui, ministro cristão que decidiu pesquisar as curas efetuadas por Jesus, Buda e outras citadas na *Bíblia* e na história. Essa técnica harmoniza e cura os diversos níveis de um ser humano, atingindo o físico, o emocional, o mental e o espiritual, provocando profundas transformações, trazendo conforto e contato com a nova mais pura essência com o cosmo e resgatando o amor universal.

Fitoterapia

Tratamento com ervas medicinais, obtendo-se cura de doenças, como hipertensão, diabetes e reumatismo. Fortalece o sistema imunológico dando autossuficiência ao corpo e trazendo saúde perfeita.

Abhyanga

Massagem indiana com óleo medicinal que suaviza a pele, estimula a circulação, fortalece os músculos e o sistema nervoso, melhora o poder da digestão e revitaliza o corpo.

Shirodhara

Tecnica indiana que consiste em verter um fio de óleo medicado à temperatura ambiente sobre a testa e a cabeça. Induz um efeito tranquilizante sobre o sistema nervoso proporcionando a prevenção e eliminação do estresse.

Quiropatia

Prevenção e combate das doenças com o uso das mãos. Na prática, a quiropatia consiste na detecção e correção manual das anormalidades da coluna e das articulações. Em geral promove alinhamento e liberação de nervos. Os nervos liberados voltam a conduzir normalmente os impulsos antes comprometidos, restaurando a saúde do organismo. A base teórica da quiropatia está no estudo das articulações em geral, especialmente da coluna vertebral e de sua relação com os nervos que conduzem os impulsos vitais a todos os organismos.

Acupuntura

Consiste no emprego de agulhas em pontos meridianos energéticos. De uma maneira simplista, podemos dizer que cada ponto tem uma função energética e, quando estimulado, tonifica, aquece, seda, tira o calor e fornece energia para o organismo, tratando as doenças de acordo com a necessidade. A acupuntura já é uma especialidade médica e pode ser realizada por profissionais credenciados. É arte milenar chinesa desenvolvida para o bem-estar físico, espiritual e mental.

A prática de qualquer das técnicas citadas auxilia muito no seu equilíbrio, no relaxamento, no descobrimento de forças, no autoconhecimento e na autocura. Todas são aconselhadas para que você possa enfrentar seu dia a dia de forma mais equilibrada.

Lembre-se sempre de procurar um médico de família e dividir com ele suas dúvidas e questões relacionadas a qualquer especialidade aqui mencionada.

PLANILHA

Vou sugerir um plano básico e elementar para sua primeira semana de treino.

Se você está iniciando agora, primeiro caminhe, com vestimenta apropriada, isto é, roupas leves e largas e tênis adequado. Se necessário, use pomada de vaselina entre as coxas para não criar assaduras.

Alongue os membros inferiores e superiores bem suavemente; o alongamento malfeito pode causar lesões de estiramento. Então, muita calma nessa hora.

Comece numa esteira com inclinação zero, velocidade de 5 km por hora, durante 30 minutos. Se desejar, pode caminhar numa superfície plana, com calçamento adequado, durante o mesmo limite de tempo.

Essa duração de caminhada pode ser aumentada em cinco minutos, a cada três dias, ou seja, no terceiro dia, você vai andar 35 minutos; no sexto dia, 40 minutos; no nono dia, 45 minutos; no 12º dia, 50 minutos, no 15º dia, 55 minutos e, finalmente, no 18º dia 60 minutos. Claro que aqui tudo pode mudar e se adequar à sua condição física e, como tenho explicado, após avaliação médica. Não comece nenhuma atividade sem ter sido previamente avaliado.

Veja bem, um pouco mais de duas semanas para você andar 60 minutos, que sem dúvida trarão benefícios importantes para sua saúde física e mental. Aproveite esse tempo para não pensar em absolutamente nada, deixe seu cérebro descansar ou, se preferir, medite, relaxe, respire fundo, crie situações de ânimo e energia dentro você. Tome uma ducha relaxante depois da caminhada; alongue-se primeiro. Bem esse é o básico.

Para quem já executa alguma forma de esporte, inicie esta planilha pouco mais avançada. Vou simbolizar "minutos" pelo seu símbolo padrão.

Segunda-feira: caminhada 45'.

Terça-feira: aula de *spinning*, ou natação, ou musculação, 45'.

Quarta-feira: caminhada 15', trote 5', caminhada 5', trote 5', caminhada 15'.

Quinta-feira: aula de *spinning*, ou natação ou musculação 45'.

Sexta-feira: caminhada 10', trote 5', caminhada 10', trote 5', caminhada 10'.

Sábado: caminhada 60 minutos.

Domingo: descanso.

Na semana seguinte, aumente em cinco minutos o tempo das caminhadas e trotadas. Se estiver cansado, repita o treino da semana número 1. Não temos pressa; a constância é que será decisiva para o sucesso.

Nessa segunda semana, mantenha os treinos de *spinning*, natação e musculação.

Escreva a planilha e deixe-a visível em sua geladeira, sua mesa de cabeceira, no espelho do banheiro, onde quiser. Isso trará motivação para continuar e evoluir no esporte.

Nas primeiras duas semanas, evite comprar no supermercado doces, bolachas, sorvete, chocolates e refrigerantes. Evite para valer. Tudo que tiver muitas calorias deve ser colocado de lado. Procure alimentar-se a cada três a quatro horas; não deixe seu estômago vazio e não fique com fome. Tome muita água e chá. Evite açúcar. Procure consumir pão integral com queijo branco de Minas, o pão francês é feito com farinha de trigo refinada, e isso não traz benefícios nutricionais. Tente ingerir três porções de frutas ao dia, preferencialmente após as principais refeições. Almoço e jantar composto por diversas cores em seu prato, começando com saladas e evitando sempre frituras. Dê preferência aos alimentos cozidos, assados ou grelhados. O jantar é a refeição do dia que deve ser mais leve possível.

Tente iniciar e manter-se no propósito de exercício diário e nutrição balanceada.

Até breve!

INCLUSÃO

O Brasil é um país multicultural, berço de várias raças, etnias e religiões. Povo alegre, cordial e amigo. O sorriso é uma constante, mas temos vários desencontros, como intolerância racial, discriminação, preconceito e exclusão. Como médico de família, tenho a porta sempre aberta para todos, independentemente de classe social, sexo, raça e religião. Faço questão absoluta de disseminar esse comportamento com todos que me cercam. A inclusão pode facilitar a qualquer pessoa a participação em todas as plataformas de trabalho, estudo, moradia, saúde e alimentação sem barreiras, discriminação e exclusão. Proporciona oportunidades e facilidades para que nenhum grupo marginalizado sofra recriminações e falta de apoio para viver.

EXEMPLO DE GRUPOS AFETADOS

LGBTQIA+: quase 3 milhões de brasileiros são homossexuais ou bissexuais. A discriminação sexual existe e deve ser punida com leis severas e rígidas. Todos, independentemente da orientação sexual, devem participar das ações promovidas pelo Estado e aproveitar sua liberdade para exercer qualquer atividade existente. Da mesma forma, devem se cuidar para evitar doenças contagiosas, manter um programa de atividade física e exames de rotina para avaliação da saúde física e mental. Os programas de assistência psicossocial devem estar sempre de portas abertas para cumprir a missão que significa inclusão.

Neurodivergentes: são pessoas que apresentam uma condição neurológica que altera, modifica e transforma a maneira com que o cérebro percebe as informações, resultando em modificações do pensamento, da interação com as pessoas, da maneira de aprender e se comportar. Pode influenciar também o humor e outras funções cognitivas. Podemos citar o Transtorno do Déficit de Atenção e Hiperatividade (TDAH), o Transtorno do Espectro Autista (TEA), a dislexia, a síndrome de Tourette entre outros. Cabe aqui ressaltar a importância da inclusão de pessoas neurodivergentes, pois entre 15% e 20% da população mundial é considerada portadora dessa condição.

Portanto, ao incluir essas pessoas em qualquer ambiente de trabalho, escolas e em outros espaços sociais, podemos usufruir suas qualidades, gerar inovação e garantir oportunidades mais igualitárias para esses grupos.

População negra e parda: representa 56% da população brasileira e é a classe que mais sofre preconceito, afetando educação, saúde, alimentação e programas sociais. A exclusão social é muito importante e marginaliza esse grupo. A inclusão é de absoluta importância e deve se basear no acesso à educação com programas de cotas raciais; nas empresas o oferecimento de vagas de trabalho deve ser implementado e se tornar mais acessível; o combate ao racismo deve ser rígido e sustentado com leis severas e punição grave.

Deficiência física: também é importante, pois limita toda e qualquer movimentação e liberdade de ir e vir. Aqui a inclusão é importante em todos os sentidos, inclusive na implementação de medidas de uso digital e adaptações para a mobilidade urbana.

Moradores em situação de rua: no Brasil quase 300 mil pessoas vivem nessa situação, e a tendência é aumentar, segundo dados do Instituto de Pesquisa Econômica Aplicada (Ipea). São diversas as causas que levam uma pessoa a estar em situação de rua: desemprego, doenças mentais, vício em drogas, abandono de familiares. O Estado deve oferecer oportunidades e igualdade a todos que estejam nessa situação. Aqui a inclusão deve oferecer atividades profissionalizantes e ações de assistência social e psicossocial, com programas de reabilitação em drogas e cuidado de infecções sexualmente transmissíveis.

RELACIONAMENTO

Parto do princípio de que somos altamente sociáveis e amigáveis. As amizades construídas na infância podem se manter facilmente até a fase adulta, mas às vezes não é bem assim. É difícil manter as amizades, e essas dificuldades geralmente são baseadas nas diferenças de temperamento, caráter, personalidade, comportamento, necessidades e prioridades. Já o relacionamento entre duas pessoas com caráter e vínculo amoroso, com vistas à formação de um núcleo familiar, depende de alguns fatores, qualidades e habilidades para a manutenção, o fortalecimento e a sobrevida da relação. Vamos a elas.

A forma como você fala ou se comunica verbalmente é peça fundamental para se relacionar. Imagine você falar num tom de voz alto e de forma ríspida com o parceiro. Não tem bom-dia, boa-noite, elogios, nem uma maneira polida quando se refere ao outro. Que relacionamento aguenta tal conduta? Pense nisso! Esse fundamento nos leva imediatamente a outro, que é se colocar no lugar do parceiro, ver e sentir as consequências de seus atos e omissões. Fácil falar, difícil de fazer. Outros cuidados são a cordialidade, a educação e a preocupação com o outro. Saber a hora certa de falar ou discutir um tópico qualquer; cuidar do outro, se preocupando com a saúde, a atividade física e os exames de revisão de saúde. Como está notando, tudo parece tranquilo e fácil, mas temos que pôr em prática e nos policiar a todos os momentos. O próximo é se conhecer, saber os monstros que existem dentro de você, se olhar no espelho e reconhecer quem você realmente é. Caso se sinta inseguro nesse quesito, que tal fazer um pouco de terapia para se conhecer melhor? Já pensou sobre isso? Às vezes estamos passando por momentos de ansiedade e depressão e não sabemos, e podemos influenciar negativamente nossos laços de amor e carinho.

Cito ainda a busca pelo bem. Devemos sempre combater as fraquezas e os vícios, cultivar virtudes, amizade, franqueza, cumplicidade, sinceridade e amor na relação. Isso se chama ética no relacionamento. Não se esqueça de fazer elogios. Enalteça as qualidades e troque carinho. Seja humilde.

Aceitação é outra condição importante. Aceitar como a pessoa realmente é, sem fantasias, sem se espelhar nela, sem querer transformá-la no que se quer.

Reconhecer as fraquezas e os limites do outro para que suas necessidades e aspirações não o sufoquem e causem mal-estar e mágoas. Passar do limite sempre é maléfico.

Acredito serem itens importantes para um relacionamento saudável, em que um é o complemento do outro, e não a anulação. As similaridades de comportamento servem como elo entre ambos, e as diferenças podem significar aprendizado, crescimento e mais união entre o casal.

Te desejo boa sorte e que seja muito feliz!

VIDA SEXUAL

A vida sexual faz parte de nossa evolução; caso contrário, não estaríamos aqui para falar de saúde. Quando feita de forma segura e responsável, constitui uma atividade saudável, tanto para o corpo físico como para o mental. Atividade sexual prazerosa, incluindo coito, não tem limite de faixa etária e pode ser exercida normalmente até a terceira idade. Evidentemente, pode haver um declínio lento, progressivo e até fisiológico do vigor sexual. Os temores relacionados à impotência masculina e feminina são problemas comuns e temas acalorados de discussão. De um lado, a informação de que a reposição hormonal, tanto em homens e mulheres, é benéfica e deve ser utilizada sem sombra de dúvida. De outro, a de que a diminuição da libido deve ser encarada de forma natural e sem medo, negacionismo e vergonha.

Analisando com calma essa questão, vemos que vários fatores desencadeantes são responsáveis pela queda da libido. A causa mais comum de desejo sexual diminuído entre homens e mulheres não é o envelhecimento natural, como seria normal em se pensar, mas o sedentarismo, o fumo, a ingestão excessiva de álcool, drogas, tranquilizantes e antidepressivos, o estresse contínuo e o sono irregular, que leva a fadiga e ansiedade. A maioria dos casos de queda da libido, impotência e frigidez deve-se a esses itens, e não a causas orgânicas propriamente ditas. Claro que há causas, como desequilíbrio hormonal, menopausa precoce, insuficiência ovariana, deficiência androgênica, entre outras, mas aqui não me refiro a esses distúrbios, e sim aos que são consequência de maus hábitos de vida.

Na tentativa de diminuir os sintomas relacionados a uma queda da libido e diminuição da atividade sexual, observamos, na prática diária, que uma mudança de hábitos e estilo de vida, associada à prática de atividade física rotineira, traz benefícios enormes para homens e mulheres, independentemente da idade. Novamente você pode observar que é uma constante: a mudança de hábitos leva a uma melhora global na circulação sanguínea e entrega de oxigênio aos tecidos e órgãos vitais.

É sabido que os hormônios que causam ou que são secundários ao estresse, como a noradrenalina e a adrenalina, fazem com que ocorra uma diminuição do fluxo sanguíneo nos órgãos sexuais masculinos e femininos, alterando assim o desempenho sexual de cada parceiro. Neste capítulo não quero falar sobre as alterações hormonais que ocorrem em homens e mulheres no decorrer da vida, mas passar a mensagem fundamental e importante de que a mudança de hábitos e costumes pode intervir de forma positiva na performance sexual. A reposição hormonal, para ambos os sexos, tem sua indicação e contraindicação perfeitamente descritas e conhecidas no domínio médico-científico e devem ser avaliadas e discutidas individualmente com os respectivos especialistas, como ginecologistas, endocrinologistas e urologistas. Aqui trato de qualidade vida aliada a mudanças que podemos fazer sem o envolvimento de drogas ou medicações que agem sem a necessidade de curar doenças.

Procuro incentivar uma modificação no estilo de vida e no comportamento humano para que que haja mais preparo físico para a atividade sexual. Sim, preparo físico. É muito frequente a queixa de parceiros e parceiras reclamando da qualidade da atividade sexual relacionada à performance. Se você não tem saúde nem preparo, vai ser difícil se aventurar em qualquer atividade de sua vida, e o sexo está incluído nessa variável.

Dessa maneira, aconselho muito as pessoas a participar de qualquer programa que incentive a atividade física regular e programada, pois ela estimula todos os músculos do corpo humano propiciando uma sensação de bem-estar físico e mental importante. Durante a atividade e contração muscular, há um aumento de endorfinas gerado pelos receptores dos neurotransmissores cerebrais. Desta forma, podemos nos beneficiar de uma sensação de bem-estar que se prolonga durante todo o dia.

Os estímulos gerados e desencadeados pelo aumento do hormônio do crescimento, da testosterona e de outros hormônios precursores dos hormônios sexuais, tanto masculinos como femininos, também aumentam o desejo e a performance sexual de maneira natural e fisiológica, sem risco de contrair doenças cardiocirculatórias, como embolia pulmonar e infarto agudo do miocárdio, ou tipos de câncer, como os de mama, fígado e testículos.

Vida sexual ativa é sinônimo de saúde do corpo e da mente.